第46回

救急救命士
国家試験問題

解答・解説集

監　修

山本保博　医療法人伯鳳会東京曳舟病院病院長
　　　　　　日本医科大学名誉教授

解答・解説

中野公介　さいたま市立病院救急科部長兼救命救急センター所長

阪本太吾　日本医科大学多摩永山病院救命救急センター

冨岡譲二　社会医療法人緑泉会米盛病院副院長

近藤久禎　国立病院機構本部 DMAT 事務局次長

吉田竜介　吉田クリニック院長／元・救急救命東京研修所教授

田邊晴山　救急救命東京研修所

尾方純一　救急救命東京研修所

へるす出版

JN033223

●解答・解説担当

監　　修：山本　保博

●本書利用の手引き

・午前，午後の各設問について，正答番号（太字）とその解説を付している。
・解説には，『改訂第10版　救急救命士標準テキスト』（へるす出版刊）における参照ページも〔　〕書きで示されているので，併せて参考にされたい。

はじめに

　高齢化の進展に伴い日本においても定年退職に関しての議論が最近，より活発にされてきています。

　もう40〜50年も昔の話ですが，私がアメリカにいた時代にはすでに，体の健康とともに心の健康の重要性を謳っており，これらアメリカ社会の重点である体と心の健康をクリアすれば健康に関して，それ以上あまり検討しないよう教育されております。

　私たちは定年退職の際，「定年が近づいてきましたので整理を始めてください」などとは話題にもならないのは当然なのでしょう。また近年の急速な高齢化に伴い，退職年齢の引き上げについて本人や周囲が期待すれば70歳でも80歳でも働き続けられるのです。体だけではなく高齢者に対するモチベーションをいかに高められるかも重要なキーワードになるのではないでしょうか。

　そんなことを考えながら今年『第46回救急救命士国家試験問題解答・解説集』の国家試験問題を検討してみると，30年はあっという間に過ぎ去っていくような気がします。

　諸君はこれから「一生医学の道で頑張らなければならない仲間」に入るのですから，細かな問題でも心を込めて立ち向かうことが必要になるでしょう。「一生勉強　一生青春」という歌があります。この本を熟読して幾重にも立ちはだかる試練に備えてください。

2023年5月吉日

医療法人伯鳳会東京曳舟病院病院長
日本医科大学名誉教授

山 本 保 博

「救急救命士国家試験」の実施要綱等についてのお問い合せは下記までお願いいたします。
　　　〒113-0034 東京都文京区湯島3-37-4　HF 湯島ビルディング7F
　　　一般財団法人日本救急医療財団　TEL 03(3835)1199　　03(3835)0099

◎指示があるまで開かないこと。

（令和５年３月12日　９時30分〜12時10分）

注　意　事　項

　1．試験問題の数は120問で解答時間は正味２時間40分である。

　2．解答方法は次のとおりである。

　⑴　各問題には１から５までの５つの答えがあるので、そのうち質問に適した答えを

　　（例１）では１つ、（例２）では２つ選び答案用紙に記入すること。

（例１）　**101**　県庁所在地	（例２）　**102**　県庁所在地はどれか。
はどれか。１つ選べ。	**２つ選べ。**
１．栃木市	１．仙台市
２．川崎市	２．川崎市
３．広島市	３．広島市
４．倉敷市	４．倉敷市
５．別府市	５．別府市

　　（例１）の正解は「３」であるから答案用紙の ❸ をマークすればよい。

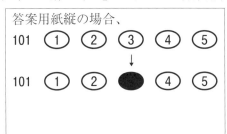
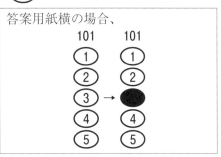

　　（例２）の正解は「１」と「３」であるから答案用紙の ❶ と ❸ をマークすれ

　　ばよい。

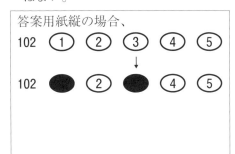
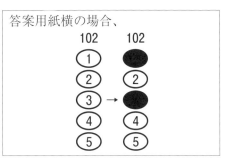

　⑵　ア．（例１）の問題では２つ以上解答した場合は誤りとする。

　　　イ．（例２）の問題では１つ又は３つ以上解答した場合は誤りとする。

A

1　神経興奮により散瞳を来すのはどれか。1つ選べ。

　　1．視神経

　　2．顔面神経

　　3．交感神経

　　4．動眼神経

　　5．副交感神経

2　外果として触知するのはどれか。1つ選べ。

　　1．距　　骨

　　2．脛　　骨

　　3．踵　　骨

　　4．腓　　骨

　　5．立方骨

〔解答・解説〕
　虹彩内には2種類の平滑筋からなる内眼筋がある。1つは瞳孔括約筋で，副交感神経の興奮により収縮し縮瞳が起きる。もう1つは瞳孔散大筋で，交感神経の興奮（ショック時など）に伴って収縮し散瞳をもたらす。〔テキスト第10版 p.92〕　　**3**

　体表面から観察できる身体部分のうち，解剖学的指標となるものがいくつかある。外果は「ソトクルブシ」ともいわれ，腓骨の外側下端部分のことである。内果は脛骨の内側下端部分で「ウチクルブシ」ともいわれる。
　体表から観察できる解剖学的指標となる身体部分や，体表から触れやすい動脈などについてはきちんと理解しておく必要がある。〔テキスト第10版 p.72-74〕　　**4**

3 酸素飽和度が最も高い血液が流れる血管はどれか。1つ選べ。

1．臍静脈
2．食道静脈
3．上大静脈
4．内胸静脈
5．腕頭静脈

[解答・解説]

循環系は、心臓，動脈，毛細血管，静脈，リンパ管で構成されている。血液は，動脈→細静脈→毛細血管の順で循環し，細静脈に流れ込む。細静脈は互いに合流して太くなり，すべての静脈は最終的に上大静脈か下大静脈に合流して，循環してきた血流を心臓に戻す。

ただし，腹膜腔の消化管を流れた血液は直接下大静脈へ戻らず，肝を通過する門脈系を経由してから下大静脈を経て心臓に戻る。

右心房に戻ってきた血液は，右心室から肺動脈に駆出され，肺，肺静脈を経て左心房に戻る。

心臓に血液を運ぶ血管はすべて静脈という名前であるが，必ずしも二酸化炭素を多く含む血液とは限らない。肺静脈血や臍静脈血は酸素に富む血液である。〔テキスト第 10 版 p.108-109〕

1

4 骨粗鬆症の影響を最もうけやすい部位はどれか。1つ選べ。

1．髄　腔
2．骨　膜
3．皮質骨
4．海綿骨
5．関節軟骨

全身の骨量が減少して骨の微細構造が失われ骨折しやすくなった状態を骨粗鬆症という。正常な骨では骨形成と骨吸収がバランスよく繰り返されているが，骨吸収が骨形成を上回ると骨粗鬆症となる。骨の表面は骨膜に覆われ，表層は皮質骨，深層は海綿骨で構成されている。骨髄はこの海綿骨の間隙と髄腔を満たす組織である。皮質骨は曲げや捻りなどの外力に対する抵抗が強い。海綿骨は皮質骨に加わった外力を多数の骨梁で分散させる役割をもつと同時に，骨代謝に関与している。高齢者にみられる骨粗鬆症では，海綿骨が豊富な脊椎椎体が骨量を失いやすいために圧迫骨折が生じやすい。〔テキスト第 10 版 p.151-152，664〕

4

5 胃について正しいのはどれか。1つ選べ。
1．漿膜はない。
2．胃液はアルカリ性である。
3．胃酸は脂肪を変性し分解する。
4．食道と噴門でつながっている。
5．食物の胃内停滞時間は5〜6時間である。

[解答・解説]
1．胃壁は外側から漿膜，漿膜下層，固有筋層，粘膜下層，粘膜から構成される。
2，3．胃腺からは胃液が1日に約1〜1.5L分泌される。胃液はpH 1.2〜2.5の強酸性であるため，食物とともに混入した細菌などを殺菌する働きがある。塩酸はペプシノゲンをペプシンに変えて活性化し，胃内容を酸性にして蛋白質を変性させる。ペプシンは強力な蛋白分解酵素であり，蛋白質を加水分解する。
4．胃は，腹部食道に続いて上腹部に位置する容積約1.5Lの囊状の消化管である。食道につながる入口部から噴門・胃底部・胃体部・幽門（前庭）部，・幽門を経て十二指腸に移行する。
5．食物の胃内滞在時間は2〜4時間である。
〔テキスト第10版 p.122-123〕**4**

6 図（別冊 No. 1）に示す矢印方向の股関節の運動を何と呼ぶか。1つ選べ。

 1．伸　展
 2．外　転
 3．外　旋
 4．回　外
 5．外　反

別　冊
No. 1
図

[解答・解説]

　関節運動の方向を示す表現には，屈曲・伸展，外転・内転，外旋・内旋の6種類がある。手や足では回内・回外（内がえし・外がえし）といわれる特別な運動の表現がある。いずれも解剖学的基本体位を基準とした関節運動である。

　屈曲・伸展：矢状面上で行われる動きで，曲げ伸ばしをいう。

　外転・内転：前頭面上を正中矢状面から遠ざける運動を外転，近づける運動（上肢または下肢が身体の正中線方向に戻ってくること）を内転という。

　外旋・内旋：前を向いていた面が外側を向く動きを外旋，内側を向く動きが内旋である。

　解剖学的基本体位では下肢の爪先は前を向いている。この爪先が外側を向くのが外旋であり，内側を向くのが内旋である。

　関節運動の方向を示す表現は，図を用いて問われることが時々あるので，きちんと理解しておく必要がある。現場活動においてもその理解は重要である。〔テキスト第10版 p. 64-65〕

3

7 大脳辺縁系を構成する部位に含まれるのはどれか。1つ選べ。

 1．海　馬
 2．黒　質
 3．視　床
 4．被　殻
 5．淡蒼球

　大脳半球内側面には情動や本能行動，記憶に関係のある大脳辺縁系（扁桃体，海馬，脳弓，帯状回など）がある。

　尾状核と被殻を合わせて線条体，被殻と淡蒼球を合わせてレンズ核という。また，視床を除くほかの灰白質（尾状核・被殻・淡蒼球）を大脳基底核と総称する。〔テキスト第10版 p. 80-81〕

1

8 血圧を上昇させるのはどれか。1つ選べ。

1．ヒスタミン

2．エストロゲン

3．バソプレシン

4．ブラジキニン

5．心房性ナトリウムペプチド

[解答・解説]

1．ヒスタミンは気管支平滑筋収縮、血管拡張、血管透過性亢進などの作用を有している。〔テキスト第10版 p.620〕

2．エストロゲンは卵胞ホルモンであり、子宮内膜に働いて子宮内膜を増殖させる。視床下部と下垂体に働いて、性腺刺激ホルモン放出ホルモン（GnRH）、卵胞刺激ホルモン（FSH）、黄体化ホルモン（LH）の分泌を抑制（ネガティブフィードバック）しているが、卵胞が十分成熟してエストロゲンが分泌されるようになると逆に分泌を促進（ポジティブフィードバック）するようになり、とくにLHが急増する。LHは排卵を促進し、排卵後に残った卵胞の細胞を黄体に変化させる。〔同 p.136〕

3．バソプレシンは下垂体後葉から分泌されるホルモンで、抗利尿作用をもつ。通常の生体内分泌量では血管収縮作用はないが、薬物として投与された際には血中濃度は生理学的な量よりはるかに高く、その際には強力な血管収縮作用をもつ。脱水やショックなどのように循環血漿量が減少したとき（血漿浸透圧が上昇したとき）に体液を保持するよう働く。〔同 p.118〕

4．ブラジキニンは生理活性ペプチドで、炎症による組織の修復過程で創傷部位で分泌され、発赤や熱感、腫脹、痛みなどの炎症を起こす。〔同 p.704〕

5．心房性ナトリウムペプチドは心房の細胞から放出されると、血管を拡張し、また尿中へのナトリウムと水分の移行を促進し血液量を減少させることから血圧を下げる。〔同 p.118〕　**3**

9　動脈血の pH の正常値はどれか。1つ選べ。

　　1．6.8
　　2．7.0
　　3．7.2
　　4．7.4
　　5．7.6

10　図（別冊 No. 2）に示す上気道を前面からみた構造のうち、声帯の位置するのはどれか。1つ選べ。

　　1．A
　　2．B
　　3．C
　　4．D
　　5．E

別　冊

No. 2

図

11 死亡診断書（死体検案書）における死因の種類で「病死および自然死」に含まれるのはどれか。1つ選べ。
　　1．縊　頸
　　2．中　毒
　　3．溺　水
　　4．老　衰
　　5．窒　息

12 ウイルスについて正しいのはどれか。1つ選べ。
　　1．核を有する。
　　2．自己増殖する。
　　3．細胞に感染する。
　　4．毒素を産生する。
　　5．グラム染色で大別される。

13　創傷の二次治癒の特徴について正しいのはどれか。1つ選べ。

1．肉芽が形成される。

2．組織の欠損は少ない。

3．感染が併発しにくい。

4．創は速やかに修復される。

5．大きな瘢痕を残すことはない。

14　予防医学で一次予防に含まれるのはどれか。**2つ選べ**。

1．特定健康診査

2．ワクチン接種

3．胃内視鏡検査

4．職場環境改善

5．リハビリテーション

[解答・解説]

組織が損傷すると，生体はすぐに反応し修復を図る。創傷の治癒は，大きく一次治癒と二次治癒に分けられる。

鈍器などにより生じた創傷では，組織の欠損部分が大きく，創縁は互いに離れ，感染が併発しやすい。このような場合，治癒には時間がかかり，欠損部分には大きな肉芽組織が形成され，大きな瘢痕やケロイドを残して治癒する。〔テキスト第10版 p.191-193〕

1

一次予防とは，生活習慣を改善して健康を増進し，生活習慣病などを予防することをいう。ワクチン接種，教育，啓発なども含まれる。一般に疾病の予防といえば，一次予防を指す。二次予防とは，疾病の早期発見・早期治療をいい，健康診断が含まれる。三次予防とは，疾病が発症した後に，必要な治療を受け，永続的な機能障害の回避と再発防止を図ることをいい，機能訓練が含まれる。二次予防や三次予防以上に，一次予防に重点を置くことが健康の維持，増進に効果的であるとされる。〔テキスト第10版 p.168-169〕

2と4

15　血管壁の異常により出血を来す疾患はどれか。 1 つ選べ。

　　1．血友病

　　2．壊血病

　　3．白血病

　　4．肝機能障害

　　5．再生不良性貧血

16　在宅医療について正しいのはどれか。1つ選べ。

1．看護師が降圧薬を処方する。

2．癌の終末期患者は対象外である。

3．人工呼吸器の使用は対象外である。

4．訪問看護は介護保険が適用される。

5．在宅医療を行う診療所は著明に減少している。

［解答・解説］

1．看護師の業務は，保健師助産師看護師法第三十七条に，「保健師，助産師，看護師又は准看護師は，主治の医師又は歯科医師の指示があつた場合を除くほか，診療機械を使用し，医薬品を授与し，医薬品について指示をしその他医師又は歯科医師が行うのでなければ衛生上危害を生ずるおそれのある行為をしてはならない」とある。また，自らの判断で看護師が処方箋を作成すれば医師法第十七条に抵触することとなる。

2．在宅医療は「高齢者」「寝たきり」の患者だけでなく終末期，障害者，難病患者，小児に対しても行われる。

3．在宅医療の内容は通常の診察，処方に加えて，在宅での酸素療法，人工呼吸，血液透析，腹膜灌流（腹膜透析），中心静脈栄養や経管栄養，悪性腫瘍の疼痛管理，自己注射など多岐にわたる。

4．訪問看護は，疾病または負傷により居宅において継続して療養を受ける状態にある者に対し，その者の居宅において看護師などが行う療養上の世話または必要な診療の補助を行う。医療保険と介護保険の適応になるが，介護保険による給付が優先する。

5．在宅医療は，24時間対応の在宅療養支援診療所（病院）のほか，訪問看護ステーション，在宅療養支援歯科診療所，さらに各種介護関連施設との連携で行われる。2014年時点で在宅療養支援診療所は約14,000施設ある。平成26年度医療施設調査（厚生労働省）によると，訪問診療を実施する診療所の総数は20,597施設である。

　したがって，解答は4である。〔テキスト第10版 p.29-31〕

17 国民医療費に含まれる費用はどれか。1つ選べ。

　　1．後期高齢者の健康診断

　　2．ひとり親の正常な分娩

　　3．生活保護における医療給付

　　4．高齢者肺炎に対する予防接種

　　5．高額所得者の入院時室料差額

〔解答・解説〕
　国民医療費とは，年間の医療保険制度など（後期高齢者医療制度も含む）や生活保護法などの公費負担医療制度による給付，これらに伴う患者の一部負担などによって支払われた医療費を合算したものである。正常な妊娠や分娩費用，健康診断や予防接種などに関する費用などは含まない。〔テキスト第10版 p.42-44〕　　　　**3**

18 死因別にみた死亡率の年次推移において、減少傾向を示しているのはどれか。**2つ選べ**。

　　1．老　衰

　　2．交通事故

　　3．脳血管疾患

　　4．悪性新生物

　　5．高血圧性を除く心疾患

　死亡数を死因順位別にみると，2018年の第1位は「悪性新生物」で約37万4千人，第2位は「心疾患」で約20万8千人，第3位は「老衰」で約11万人，第4位は「脳血管疾患」で約10万8千人となっている。
　主な死因別にみた死亡率の年次推移をみると，「悪性新生物」は一貫して増加しており，1981年以降死因順位第1位となっている。「心疾患」は1985年に「脳血管疾患」に代わり第2位となり，その後も死亡数・死亡率ともに増加傾向が続いている。
　「老衰」は1947年をピークに減少傾向が続いたが，2001年以降増加に転じている。
　「脳血管疾患」は1970年をピークに減少傾向が続き，2018年には第4位となった。
　「不慮の事故」は2017年では全体の6位の死因で，年間約4万人が死亡している。2018年の交通事故による死亡は3,532人で，減少傾向が続いている。〔テキスト第10版 p.26-27〕　**2と3**

19　障害者福祉について正しいのはどれか。1つ選べ。

　　1．窓口は都道府県である。

　　2．療育手帳は身体障害者に交付されている。

　　3．身体障害のうち内部障害は減少傾向である。

　　4．自立支援医療は医療費の公費負担制度である。

　　5．障害者総合支援法は障害の種別ごとに支援策を定めている。

［解答・解説］

1．障害者を対象とした福祉サービスの窓口は市町村である。

2．障害者手帳は障害を有している人に対して発行される手帳であり，身体障害者手帳，療育手帳（知的障害者に発行），精神障害者保健福祉手帳がある。

3．身体障害には①視覚障害，②聴覚障害・平衡機能障害，③音声・言語・咀嚼機能障害，④肢体不自由，⑤心臓・腎・呼吸器の機能障害，⑥膀胱または直腸機能障害，⑦小腸機能障害，⑧免疫機能障害，⑨肝機能障害，といった特徴があり，このうち⑤〜⑨を内部障害といい，近年増加傾向である。

4．障害者への支援の主なものに自立支援給付と地域生活支援事業がある。自立支援給付には，介護の給付〔居宅介護（ホームヘルプ），重度訪問介護，短期入所（ショートステイ）など〕，訓練などの給付（自立訓練，就労支援など），自立支援医療などがある。自立支援医療とは，障害の軽減を図ることを目的とした医療費の公費負担制度である。精神障害に対する精神通院医療や，肢体不自由に対する人工関節置換術，内部障害に対するペースメーカー植え込み術，人工透析療法などが含まれる。

5．障害者福祉は，障害の種別ごとの各法律（「身体障害者福祉法」「知的障害者福祉法」「精神保健福祉法」「発達障害者支援法」「児童福祉法」など）と，障害の種別によらない総合的な支援策を定めた「障害者総合支援法」によって進められている。

〔テキスト第10版 p. 48-49〕　**4**

20 直接的メディカルコントロールに該当するのはどれか。1つ選べ。

1．プロトコールの改定
2．救急活動の事後検証
3．搬送先医療機関選定の助言
4．医療機関との症例検討会の開催
5．救急隊員に対する教育カリキュラムの作成

21 救急告示病院の認定を行うのは誰か。1つ選べ。

1．総務大臣
2．厚生労働大臣
3．都道府県知事
4．都道府県医師会会長
5．都道府県メディカルコントロール協議会会長

22　救急救命士法施行規則に定められている救急救命処置録の記
載事項に含まれるのはどれか。1つ選べ。

　　1．初診医師の氏名
　　2．収容医療機関名
　　3．指示を受けた医師の氏名
　　4．初診時傷病名及び初診時程度
　　5．指示を受けた医師の所属医療機関名

23　救急隊員のストレスを和らげるために行うデフュージングの
実施時期として適切なのはどれか。1つ選べ。

　　1．活動1時間後
　　2．活動3日後
　　3．活動1週後
　　4．活動1か月後
　　5．活動3か月後

[解答・解説]
　「救急救命士法」には，救急救命士は救急救命処置を行った場合，遅滞なく「救急救命士法施行規則」に定められた項目について救急救命処置録に記載しなければならないとされている。救急救命処置録は5年間保存が義務付けられている。なお，救急救命処置録は救急活動記録表をもって代えることができる。
　救急救命処置録に求められている記載事項には以下の項目がある。①救急救命処置を受けた者の住所，氏名，性別および年齢，②救急救命処置を行った者の氏名，③救急救命処置を行った年月日，④救急救命処置を行った者の状況，⑤救急救命処置の内容，⑥指示を受けた医師の氏名およびその指示内容。〔テキスト第10版 p.250-251〕　**3**

　災害に対応した組織は，部隊ミーティング，精神科医や心理カウンセラーなどメンタルヘルスの専門家の対応により，デフュージングや心理的デブリーフィングを導入して，隊員の惨事ストレスを軽減させる対応を行っている。
　デフュージング（一次ミーティング）は自由な会話によって短時間にストレスの発散や軽減を図ることを目的とし，災害現場から帰署途上や帰署後または発生から数時間のうちに，少人数（少人数の部隊ごと）で実施する。部隊の隊長が司会者となり，会話内容をほかに漏らさないことを確認したうえで，災害現場活動の事実確認を行い，その内容を全員で共有し，ねぎらいや励まし，助言を行う。この際，隊員の発言を批判したり，責任の追及をしてはならない。〔テキスト第10版 p.296-297〕　**1**

24 臓器提供が可能な併存症はどれか。1つ選べ。

1．菌血症
2．糖尿病
3．進行胃癌
4．HIV 抗体陽性
5．クロイツフェルト・ヤコブ病

[解答・解説]
　臓器提供者（ドナー）適応基準として，以下の疾患または状態を伴わないこととされている。
①全身性の活動性感染症
②HIV 抗体，HTLV-1 抗体，HBs 抗原，HCV 抗体などが陽性
③クロイツフェルト・ヤコブ（vCJD）およびその疑い
④悪性腫瘍（原発性脳腫瘍および治癒したと考えられるものを除く）
〔テキスト第10版 p.15，臓器提供者（ドナー）適応基準〕　**2**

25 感染防御のために救急隊員がサージカルマスクを着用する感染症はどれか。1つ選べ。

1．結　核
2．麻　疹
3．水　痘
4．レジオネラ肺炎
5．季節性インフルエンザ

　サージカルマスクは外科用（surgical）のマスクで，出血や嘔吐，吐血（喀血）が認められた場合などに着用する。サージカルマスクは不織布製のディスポーザブル（使い捨て）である。感染経路が空気感染である結核，麻疹，水痘では，感染防止用個人防護具は N95マスクを使用する。感染経路が飛沫感染である季節性インフルエンザに対する感染防止用個人防護具はサージカルマスクを使用する。（レジオネラ肺炎はテキスト第10版に記載はないが，ヒトからヒトへ直接感染することはない）。〔テキスト第10版 p.282-286〕　**5**

26 救急救命士に関連する法令について正しいのはどれか。1つ
選べ。

1. 診療ガイドラインは法令に含まれる。

2. 救急救命処置には特定行為は含まれない。

3. 特定行為は医師の包括的指示のもとで行う。

4. 応急処置とは医師の管理下で行われる処置をいう。

5. 救急救命処置は救急救命士法によって定義されている。

[解答・解説]

1. 「通達,告示,ガイドライ
ン,要綱」は法令とは扱わ
れない。

2.・3.「救急救命処置の範囲」
のうち,乳酸リンゲル液を
用いた静脈路確保のための
輸液,食道閉鎖式エアウエ
イ,ラリンゲアルマスクま
たは気管内チューブによる
気道確保,アドレナリンの
投与,乳酸リンゲル液を用
いた静脈路確保および輸
液,ブドウ糖溶液の投与
(ブドウ糖溶液の投与につ
いては,その処置の対象と
なる患者が血糖測定により
低血糖状態であると確認さ
れた状態であること)は「特
定行為」と呼ばれ,救急救
命士が特定行為を行うには
医師の具体的な指示が必要
である。

4. 応急処置とは,消防学校で
消防職員専科の救急科にお
いて,250時間以上の教育を
受けた救急隊員が行う処置
である。傷病者を医療機関
その他の場所に収容し,ま
たは救急現場に医師が到着
し,傷病者が医師の管理下
に置かれるまでの間に,傷
病者の状態が応急処置を施
されなければ生命が危険で
あり,またはその症状が悪
化するおそれがある場合に
行う応急的な処置のことで
ある。

5. 「救急救命処置」は救急救命
士法第二条において定義さ
れている。

したがって,解答は5であ
る。〔参照：テキスト第10版
p.222・223,260～264〕　**5**

27 胸郭運動の障害で起こる呼吸様式はどれか。1つ選べ。

1．奇異呼吸
2．失調性呼吸
3．死戦期呼吸
4．クスマウル呼吸
5．チェーン・ストークス呼吸

[解答・解説]
1．正常の呼吸では，両側胸郭は左右同時に，かつ均等に動く。多発肋骨骨折や胸骨骨折により胸壁の一部が周囲との連続性を失うと，その部分が吸気時に陥凹し呼気時に突出する奇異呼吸を呈する。これをフレイルチェストと呼ぶ。
2．失調性呼吸は，脳幹障害による呼吸中枢の高度な障害で呼吸周期の変化を呈する。
3．死戦期呼吸は，心停止の前後にみられる異常な呼吸様運動である。
4．クスマウル呼吸は，中断のない持続的，規則的な深呼吸であり，中等度までの頻呼吸を伴う。糖尿病ケトアシドーシスなど高度な代謝性アシドーシスや尿毒症などの際にみられる。
5．チェーン・ストークス呼吸は，呼吸中枢の異常，重度の心不全，脳の低酸素状態などで生じる周期性呼吸の1つである。

〔テキスト第10版 p.306-307〕**1**

28 「胸が苦しい、痛い」と呻（うめ）いていた傷病者が、突然声を発しなくなった。まず行うのはどれか。1つ選べ。

1. 胸骨圧迫
2. 脈拍測定
3. 反応の確認
4. 呼吸の確認
5. AEDの準備

設問の状況でまず行うのは、傷病者の反応を確認することである。反応がなければ用手的に気道を確保し、呼吸と頸動脈の拍動の有無を観察する。呼吸停止もしくは死戦期呼吸で頸動脈の拍動が確認できなければ心停止と判断する。心肺停止の判断は10秒以内に行い、呼吸の有無の判断に迷った場合には呼吸停止と判断し、拍動の判断に迷った場合には呼吸停止もしくは死戦期呼吸をもって心停止と判断する。心停止と判断したら直ちに胸骨圧迫から心肺蘇生を開始し、準備ができ次第人工呼吸を加える。〔テキスト第10版 p.420-424〕　　　**3**

29 図（別冊No.3）の中でチェーン・ストークス呼吸の呼吸パターンはどれか。1つ選べ。

1. A
2. B
3. C
4. D
5. E

```
別　冊
No. 3
図
```

チェーン・ストークス呼吸は、初めに小さい呼吸が起こり、しだいに深く大きな呼吸となり、そしてまた徐々に小さな呼吸となって数十秒程度の無呼吸となるもので周期性呼吸の1つである。呼吸中枢の異常や重度の心不全、脳の低酸素状態などで生じる。

呼吸様式や呼吸の性状などに関する問題は時々出題される。現場活動でも呼吸状態の確認は重要であるので、きちんと理解しておく必要がある。〔テキスト第10版 p.306-307〕　　　**4**

30 聴診器のベル面について正しいのはどれか。1つ選べ。

1. 心音聴取に適している。
2. 血圧測定に適している。
3. 腸雑音聴取に適している。
4. 呼吸音聴取に適している。
5. 高調音聴取に適している。

聴診器はチェストピース、チューブ、耳管、イヤーピースで構成される。ダブルヘッド型のチェストピースでは、ベル面とダイヤフラム面の2種類を切り替え使用するようになっている。全体がプラスチックの膜で覆われたダイヤフラム面は、呼吸音など高調音の聴取に適している。周囲をゴムで覆われたベル面は、心音など低調音の聴取に適している。通常はダイヤフラム面を用いる。〔テキスト第10版 p.335〕　　　**1**

31 水痘でみられる皮疹の特徴はどれか。1つ選べ。
 1．融合する紅斑
 2．地図状の膨疹
 3．様々な形態の発赤
 4．全身にみられる異なる段階の水疱
 5．左右どちらか片側の同じ高さの範囲の水疱

32 自動血圧計のオシロメトリック法で、収縮期血圧はどれをとらえて測定しているか。1つ選べ。
 1．圧脈波発生時
 2．圧脈波消失時
 3．コロトコフ音発生時
 4．コロトコフ音消失時
 5．圧脈波が急激に大きくなった時

33 外傷傷病者の観察でそれ自体が脊椎運動制限（SMR）の**適応とならない**のはどれか。1つ選べ。
 1．JCS100
 2．腹部刺創
 3．胸郭の動揺
 4．両上肢のしびれ
 5．高リスク受傷機転

[解答・解説]
1．麻疹に特徴的である。〔テキスト第10版 p.313, 640〕
2．蕁麻疹に特徴的である。〔同 p.313-314〕
3．さまざまな疾患にみられる。〔同 p.641〕
4．水痘に特徴的である。〔同 p.641〕
5．帯状疱疹に特徴的である。〔同 p.524, 531, 627, 641〕　**4**

　自動血圧計にはオシロメトリック法（振動測定法）とコロトコフ法がある。オシロメトリック法はマンシェットを加圧した後、減圧しているマンシェットの圧変動（圧脈波）が急激に大きくなったときを収縮期血圧、急激に小さくなったときを拡張期血圧としている。3．4．はコロトコフ法の測定である。〔テキスト第10版 p.335-336〕　**5**

　脊椎運動制限（SMR）は明らかな鈍的外傷や意識障害で所見が不明の場合、脊椎や脊髄の損傷を疑わせる所見のいずれかを認める場合に行う。腹部刺創は穿通性（鋭的）外傷のため、脊椎運動制限（SMR）の適応にはならない。1．は意識障害、3．は重症の鈍的外傷、4．は脊髄の損傷（頸髄損傷）、5．は高リスク受傷機転のためSMRの適応になる。〔テキスト第10版 p.409-414〕　**2**

34 血糖測定とブドウ糖溶液注射について正しいのはどれか。1
つ選べ。

1. 血糖測定の対象は15歳以上である。
2. ブドウ糖溶液20mL 1本を急速に投与する。
3. ブドウ糖溶液投与後は5分毎に意識レベルを確認する。
4. ブドウ糖溶液投与には医師の具体的指示が必要である。
5. 静脈路確保のための輸液を医師の包括的指示に基づいて
実施する。

35 骨盤骨折に対する簡易固定法の効果を高めるために望ましい
下肢の肢位はどれか。1つ選べ。

1. 内旋位
2. 外旋位
3. 回外位
4. 外転位
5. 屈曲位

36 Ⅱ誘導モニター心電図（別冊 No. 4）を示す。この記録にみら
れるアーチファクト（ノイズ）はどれか。1つ選べ。

1. 発　汗
2. 交流障害
3. 呼吸性動揺
4. 皮膚の乾燥
5. コネクター接続不良

```
┌─────────────────┐
│   別　冊        │
│   No. 4         │
│ Ⅱ誘導モニター心電図 │
└─────────────────┘
```

37 心肺蘇生において全年齢で共通して正しいのはどれか。1つ選べ。

1．脈拍の確認は頸動脈で行う。
2．胸骨圧迫の深さは5cmである。
3．胸骨圧迫部位は胸骨の下半分である。
4．電気的除細動のエネルギー量は150Jである。
5．2人法における胸骨圧迫と人工呼吸の比は30対2である。

[解答・解説]
1．小児では総頸動脈または大腿動脈、乳児の場合は上腕動脈で脈拍の確認を行う。
2．胸骨圧迫の深さは、小児、乳児では胸の厚さの約1/3が沈むまでとする。
4．小児・乳児のVF/pulseless VTに対する初回の電気的除細動のエネルギー量は2～4J/kgが推奨されている。
5．2人法における胸骨圧迫と人工呼吸の比は、乳児では15：2で行う。
〔テキスト第10版 p.376-383, 425-426〕　　　　　**3**

38 鼓膜体温計での測定に**影響を与えない**のはどれか。1つ選べ。

1．中耳炎
2．環境温度
3．挿入する向き
4．外耳道の汚れ
5．保管場所の湿度

　鼓膜体温計は使用する環境温度、挿入する向き、外耳道の汚れ、保管場所の温度の影響を受けるが、保管場所の湿度の影響は受けない。また外耳炎、中耳炎の傷病者には使用しない。〔テキスト第10版 p.341〕　　　**5**

39 聴診で観察できる所見はどれか。**2つ選べ**。

1．鼓　音
2．ラ　音
3．轢　音
4．濁　音
5．金属音

　ラ音は主に呼吸器疾患や心不全、金属音は腸閉塞の傷病者で聴診される所見だが、鼓音、濁音は打診で観察できる所見、轢音は触診で観察できる所見である。〔テキスト第10版 p.302-303, 711〕　　　**2と5**

40　心肺蘇生中のカプノメータにより表示される PETCO$_2$〈呼気終末二酸化炭素分圧〉と最も相関するのはどれか。1つ選べ。

　　1．心拍出量
　　2．1回換気量
　　3．人工呼吸の回数
　　4．動脈血酸素分圧
　　5．血中ヘモグロビン値

41　スクープストレッチャーについて正しいのはどれか。1つ選べ。

　　1．狭隘な階段の搬送に適している。
　　2．差し込む時に5人以上の人員を要する。
　　3．差し込む時にログロール操作を要する。
　　4．搬送中ベルトによる固定は不要である。
　　5．骨盤骨折を疑う傷病者の搬送に適している。

42　脈拍触知可能な呼吸機能停止傷病者に対して実施可能な救急救命処置はどれか。1つ選べ。

　　1．アドレナリンの投与
　　2．ブドウ糖溶液の投与
　　3．気管内チューブによる気道確保
　　4．声門上気道デバイスを用いた気道確保
　　5．乳酸リンゲル液を用いた静脈路確保および輸液

43 救急搬送が逼迫していない状況で、搬送先医療機関選定におけるオーバートリアージの弊害はどれか。1つ選べ。

1．救急活動時間延伸
2．傷病者の予後悪化
3．傷病者の入院期間延長
4．高次医療機関の医療資源浪費
5．高次医療機関への転院搬送の増加

[解答・解説]
1．緊急度を上げて搬送するため救急活動時間は短縮が見込まれる。
2．傷病者の予後に影響しない。
3．傷病者の入院期間に影響しない。
5．アンダートリアージでは高次医療機関への転院搬送数が増加するが、オーバートリアージとは関係ない。
〔テキスト第10版 p.328, 331〕**4**

44 放射線事故現場で救急活動を行う際のゾーニングについて正しいのはどれか。1つ選べ。

1．現場指揮本部はウォームゾーンに設置する。
2．風向きを考慮したうえで各ゾーンを設定する。
3．除染シャワー室はコールドゾーンに設置する。
4．トリアージポストはウォームゾーンに設置する。
5．検出活動の結果確認後コールドゾーンを設定する。

1．現場指揮本部は安全なコールドゾーンに設置する。
3．除染シャワー室は汚染物質をコールドゾーンに持ち込まないように、ウォームゾーンに設置する。
4．トリアージはコールドゾーンで行うため、トリアージポストはコールドゾーンに設置する。
5．検出活動で結果を確認する前に、まずはゾーニングを行い、コールドゾーンを設置する。
〔テキスト第10版 p.829-830〕**2**

45 $PaCO_2$〈動脈血二酸化炭素分圧〉が基準値より低値となるのはどれか。1つ選べ。

1．痙攣重積状態
2．過換気症候群
3．心肺機能停止状態
4．睡眠時無呼吸症候群
5．COPD〈慢性閉塞性肺疾患〉

1．3．4．5．では $PaCO_2$ は正常範囲または高値になる。
〔テキスト第10版 p.521, 565〕**2**

46　数時間持続すると不可逆的脳障害を来す可能性が最も高いのはどれか。1つ選べ。

1．体　温　32℃
2．心拍数　45/分
3．血糖値　20mg/dL
4．収縮期血圧　80mmHg
5．PETCO$_2$〈呼気終末二酸化炭素分圧〉　60mmHg

47　呼吸中枢の機能障害により低換気となるのはどれか。1つ選べ。

1．体幹部熱傷
2．睡眠薬中毒
3．気管支喘息
4．高位頸髄損傷
5．ギラン・バレー症候群

48　初期の敗血症性ショックでみられる生体反応はどれか。1つ選べ。

1．血管収縮
2．脈拍数減少
3．心拍出量増加
4．胸腔内圧上昇
5．迷走神経の緊張

49 心拍出量の低下が原因で心不全を生じるのはどれか。1つ選べ。

1．脚　気
2．貧　血
3．覚醒剤中毒
4．急性心筋梗塞
5．甲状腺機能亢進症

50 総務省消防庁の救急蘇生統計で心肺蘇生成功後の生活の質を評価する時期はいつか。1つ選べ。

1．1週間後
2．1か月後
3．2か月後
4．6か月後
5．1年後

51 頭部外傷で最も重視される意識障害の要素はどれか。1つ選べ。

1．認知障害
2．覚醒障害
3．知能障害
4．解離性障害
5．記銘力障害

52 三環系抗うつ薬による心停止の発症機序で多いのはどれか。
1つ選べ。
1．不整脈
2．電解質異常
3．肺血栓塞栓症
4．頭蓋内圧上昇
5．神経原性肺水腫

53 緊張性気胸について正しいのはどれか。1つ選べ。
1．肺うっ血を来す。
2．陽圧換気で悪化する。
3．吸気時に血圧は上がる。
4．縦隔が患側に偏位する。
5．片側の頸静脈が怒張する。

54 左心不全に特徴的な症候はどれか。1つ選べ。
1．腹　水
2．肝腫大
3．下肢の浮腫
4．頸静脈怒張
5．泡沫状の血痰

55 頭痛を訴える傷病者において、頭蓋内圧亢進を疑わせる所見はどれか。1つ選べ。
1．縮　瞳
2．徐　脈
3．発　熱
4．対麻痺
5．顔面紅潮

56 狭心症による胸痛の特徴はどれか。1つ選べ。
1．咳で悪化する。
2．食前に悪化する。
3．数分間で消える。
4．体をそると悪化する。
5．前かがみで改善する。

[解答・解説]
1．咳嗽で増悪，5．前屈で軽快は急性心膜炎，2．食前に悪化は十二指腸潰瘍に特徴的な所見である。〔テキスト第10版 p.522-528, 591〕　　3

57 ゼリー状の液体に血液が混じったような便が特徴的なのはどれか。1つ選べ。
1．痔核
2．胃癌
3．潰瘍性大腸炎
4．十二指腸潰瘍
5．メッケル憩室症

腹痛，下痢，発熱，膿粘血便は潰瘍性大腸炎に特徴的である。〔テキスト第10版 p.535〕3

58 頭蓋内の部位のうち痛覚の受容体があるのはどこか。1つ選べ。
1．延髄
2．硬膜
3．小脳
4．大脳皮質
5．大脳基底核

硬膜は痛覚の受容体があるといわれている。〔テキスト第10版 p.83〕　　2

59 胸痛の訴えの中で緊急性の高いのはどれか。1つ選べ。
1．「体をひねると痛くなる。」
2．「左胸を押すと胸が痛くなる。」
3．「脈が飛んだ時に一瞬胸が痛くなる。」
4．「胸全体が締め付けられるような痛みがある。」
5．「左胸に針で刺すようなチクチクした痛みがある。」

1．体動時の痛み，2．圧痛は，筋骨格系の痛みが疑われる。
3．脈が飛んだ際の胸部痛は不整脈による急性循環不全が疑われる。
5．ピリピリ，チクチクした痛みは帯状疱疹が疑われる。
〔テキスト第10版 p.522-525〕4

60　熱性痙攣の複雑型の特徴として正しいのはどれか。1つ選べ。

1．年齢は2歳である。

2．発熱は38℃以上である。

3．痙攣は全身両側性である。

4．痙攣は3分で自然停止する。

5．6時間前にも痙攣があった。

［解答・解説］
1．好発年齢は1〜5歳。
2．38℃以上の発熱は伴わない。
3．痙攣発作は部分的や左右差でないこともある。
4．自然停止しない痙攣もある。
〔テキスト第10版 p.650〕　　5

61　腰部脊柱管狭窄症による腰背部痛の特徴はどれか。1つ選べ。

1．血尿を伴う。

2．尻餅をついた後に発症する。

3．姿勢変化に関係なく持続する。

4．突然発症し痛みが尾側に移動する。

5．歩き続けると下肢に痛みが出現する。

　腰背部痛の鑑別については、表Ⅲ-4-39ならびに表Ⅲ-4-40〔テキスト第10版 p.538〕参照。尿路結石症〔同 p.602〕は、急激に発症する腰背部痛と血尿を主訴とすることが多い。血尿は肉眼的にはっきりしている場合もあれば、試験紙や尿の顕微鏡的検査でないとわからない場合もある。尻餅などで、脊椎に垂直方向への外力が加わった場合、胸腰椎の椎体骨折（圧迫骨折）を起こすことがある。脊柱管狭窄症の痛みは前屈位でやや改善する〔同 p.538：表Ⅲ-4-40〕。また、間欠性跛行（歩いていると下肢が痛くなって歩けなくなる）をみることもある。腰背部痛が突然発症し、痛みが移動する場合は、急性大動脈解離〔同 p.582〕は必ず念頭に置く。なお、間欠性跛行は脊柱管狭窄症のほか、下肢の閉塞性動脈硬化症〔同 p.585〕でもみられる。両者の鑑別は同 p.625参照。　5

62 突然に上腹部痛を発症し短時間でショックとなり得るのはどれか。1つ選べ。
1．急性肝炎
2．急性虫垂炎
3．虚血性腸炎
4．細菌性腸炎
5．急性心筋梗塞

[解答・解説]
　急性心筋梗塞のうちとくに下壁の梗塞では上腹部痛や心窩部痛を訴え，消化器疾患と間違えられることもあることは非常に有名であり，テキスト第10版 p. 570-571にも記載されているのに，なぜか「腹痛をきたす疾患」〔同 p. 530-531：表Ⅲ-4-34-36〕には心筋梗塞の記載がない。ぜひこの機会に覚えていただきたい。下壁梗塞は徐脈や心電図変化（Ⅱ，Ⅲ，aVF誘導でのST上昇）を伴うことが多いので，上腹部痛を訴える傷病者で，高齢者や糖尿病などの既往がある場合，心電図モニターは必須である。急性肝炎は通常腹痛を起こさない。急性膵炎であれば，激烈な上腹部痛・背部痛を訴え，ショックになることもある。急性虫垂炎は，穿孔し腹膜炎を起こせばショックになり得るが，短時間でショックになることはない。虚血性腸炎では下血が，細菌性腸炎では腹痛や下痢がみられるが，進行は緩徐である。　　　　**5**

63 失神性めまいの原因疾患はどれか。1つ選べ。
1．小脳出血
2．前庭神経炎
3．突発性難聴
4．起立性低血圧
5．メニエール病

　めまいの鑑別はテキスト第10版 p. 508：表Ⅲ-4-18-21を参照。小脳出血では中枢性，前庭神経炎や特発性難聴，メニエール病では末梢性のめまいである。「失神性めまい」は眼前暗黒感を伴うもので，高度の徐脈や急激な血圧低下による脳血流の現象で生じる。原因疾患としては血管迷走神経反射や排尿に伴うもの，起立性低血圧や循環血液量減少，徐脈性不整脈，心臓弁膜症，急性大動脈解離などでみられることがある。　　　**4**

64　救急救命処置により意識障害を改善しうる随伴症候はどれか。1つ選べ。

1．徐　脈
2．徐呼吸
3．頸静脈怒張
4．アンモニア臭
5．クスマウル呼吸

65　痙攣の傷病者において、重積状態と判断すべき所見はどれか。1つ選べ。

1．尿失禁を認める。
2．呼吸していない。
3．チアノーゼがある。
4．強直性痙攣を呈する。
5．5分たっても止まらない。

66 呼気延長がみられるのはどれか。1つ選べ。

 1．自然気胸

 2．気道異物

 3．急性喉頭蓋炎

 4．肺血栓塞栓症

 5．慢性気管支炎

[解答・解説]
　呼気延長とは，なんらかの原因により気道が閉塞して，息を吐き出すのに抵抗があり，また息を吐き出すのに時間がかかる状態である。気道狭窄は気管支喘息（気管支の攣縮による）や，慢性気管支炎・肺気腫などの慢性閉塞性肺疾患（気道壁の肥厚による）などで起こる。　**5**

67 意識障害を来す疾患で一次性脳病変によるのはどれか。1つ選べ。

 1．窒　息

 2．低血糖

 3．熱中症

 4．てんかん

 5．ショック

　意識障害の原因のうち，脳そのものに病変がある場合を一次性脳病変と呼び，脳には問題ないものの，全身的な要因が意識障害を起こしている場合を二次性脳病変と呼ぶ。てんかんは異常な脳細胞から発せられる電気信号によって起こる障害であり，一次性に分類される。低血糖や窒息による低酸素，熱中症やショックによる脳灌流障害のために起こる意識障害は二次性に分類される。　**4**

68 突然始まり数分で突然消失する動悸の原因はどれか。1つ選べ。

 1．発　熱

 2．期外収縮

 3．甲状腺疾患

 4．上室性頻拍

 5．過換気症候群

　動悸についてはテキスト第10版 p. 526-528を参照。突然始まり，数分で突然消失するのは上室性頻拍または心室性頻拍の特徴である〔同 p.576〕。発熱でも頻拍は起こるが，数分で治まることはない。甲状腺機能亢進症では頻脈が起こりやすい〔同 p.614〕。　**4**

69　図（別冊 No. 5）に示す所見を認めるときに障害されている部位はどれか。1つ選べ。

1．大　脳
2．小　脳
3．延　髄
4．脊　髄
5．末梢神経

```
┌─────────────────┐
│      別　冊       │
│     No. 5        │
│       図         │
└─────────────────┘
```

70　失神の発症時の状況で重症度が高いのはどれか。1つ選べ。

1．咳込んだとき
2．排便にいきんだとき
3．朝礼で立っていたとき
4．ネクタイを締めたとき
5．自転車で坂を上っていたとき

71　呼吸困難を訴える傷病者で緊急性の高い症候はどれか。1つ選べ。

1．咽頭痛
2．嚥下痛
3．呼気延長
4．陥没呼吸
5．頸部リンパ節腫脹

72 高体温の発症機序として正しいのはどれか。1つ選べ。

1．発汗の増加
2．感染による炎症
3．基礎代謝の低下
4．皮膚血管の拡張
5．体温調節機能の異常

[解答・解説]

体温上昇のうち，生体が目的をもって体温中枢の設定温度を上げた結果起こるものを「発熱」と呼び，これに対し，体温調節機能の不足，異常，または停止をきたして体温が上昇した状態を高体温と呼ぶ〔テキスト第10版 p.540〕。

感染症の際の発熱は，Tリンパ球の機能を高め食細胞の貪食を促進し，抗体の産生を増やして免疫抵抗を増進させることに加え，細菌やウイルスの増殖を抑えるための生体反応であり，合目的的である〔同 p.541〕。発汗の増加や皮膚血管の拡張は体温を下げる方向に働く〔同 p.541：表Ⅲ-4-42〕。基礎代謝が低下すると体温も下がる。 **5**

73 パーキンソン病の症候に特徴的なのはどれか。1つ選べ。

1．痙笑
2．筋萎縮
3．後傾姿勢
4．呼吸筋麻痺
5．歯車様固縮

パーキンソン病の主な症状は，仮面様顔貌，前傾前屈姿勢，小きざみ歩行，動作緩慢，歯車様固縮，安静時振戦などの錐体外路症状と，便秘，起立性低血圧などの自律神経症状である〔テキスト第10版 p.556-557〕。痙笑〔同 p.304〕は破傷風を疑わせる症状である。 **5**

74　アニサキス症について正しいのはどれか。1つ選べ。

　　1．食道が病変となる。

　　2．虫体は冷蔵で死滅する。

　　3．消化管穿孔を生じやすい。

　　4．エビの生食が原因となる。

　　5．症候発現にアレルギーが関与している。

[解答・解説]

　アニサキス症は、生きたアニサキス亜科幼線虫を含む海産魚介類を摂取後、これらの幼線虫が消化管壁に刺入して起こる。病変部位は胃が多いが、穿孔まで至る例はまれである。サバ、アジ、イワシ、サンマ、イカなどわが国で食用にされる魚の大部分が感染源となり得るが、エビやカニなどの甲殻類が原因の報告はない〔テキスト第10版 p.592〕。症状は激烈な腹痛であるが、これは虫体が消化管壁を咬む物理的な刺激によるものではなく、虫体の体液成分に対するアレルギー反応で消化管壁が浮腫を起こすためとされている。また同様の機序により、蕁麻疹などのアレルギー症状を示すこともあり、アナフィラキシーショックを起こすこともある。虫体は加熱や冷凍で死滅するが、冷蔵の温度では生存可能である。　　　　　　　　**5**

75　乳幼児のJCSで「刺激しないで覚醒しているが母親と視線が合わない」場合はどれか。1つ選べ。

　　　1．1

　　　2．2

　　　3．3

　　　4．10

　　　5．20

　乳幼児の意識レベル表現は、表Ⅲ-5-36〔テキスト第10版 p.647〕参照。「刺激しなくても覚醒しているが、母親と視線が合わない」のは「3」である。　　　　　　　　**3**

76　突発性発疹について正しいのはどれか。1つ選べ。

　　1．細菌感染である。

　　2．発疹は痒みを伴う。

　　3．眼球結膜充血を伴う。

　　4．生後6か月未満に多い。

　　5．発熱が発疹より先行する。

　突発性発疹についてはテキスト第10版 p.654参照。病原体は母親由来のヒトヘルペスウイルスであり、母親からの胎盤移行IgG が枯渇した生後6カ月以降に発症する。発熱と解熱後の発疹が特徴的である。眼球結膜充血は川崎病〔同 p.655〕などでみられる。　　　　　　　　**5**

77　急性大動脈解離におけるショックの原因として**考えにくいの**はどれか。1つ選べ。

1．大量出血
2．心筋梗塞
3．肺血栓塞栓症
4．心タンポナーデ
5．大動脈弁閉鎖不全症

78　ギラン・バレー症候群について正しいのはどれか。1つ選べ。

1．意識障害を伴う。
2．マダニ咬傷が原因となる。
3．初期症状は構音障害が多い。
4．呼吸筋麻痺は数日で回復する。
5．先行する感染の1～3週後に発症する。

79 化膿性関節炎について正しいのはどれか。**2つ選べ。**
　　1．緊急度は低い。
　　2．膝関節に多い。
　　3．ウイルスが原因である。
　　4．外傷による直接感染が多い。
　　5．基礎疾患を有することが多い。

[解答・解説]
　化膿性関節炎についてはテキスト第10版 p. 625参照。ほとんどが肺炎，扁桃炎，上気道炎といったほかの感染巣からの血行性二次感染であるが，関節近傍の骨髄炎からの波及，外傷や関節内注射による関節内への直接感染でも起こり得る。原因菌は黄色ブドウ球菌や連鎖球菌などで，傷病者は，ステロイド薬の長期服用，糖尿病，慢性腎不全，人工関節など易感染性の基礎疾患を有することが多い。半数は膝関節に生じ，足関節や股関節の頻度も高い。関節疾患のなかでは緊急度が比較的高いもののひとつである。
　なお，医学用語で「化膿性」とは細菌感染によるものを指すことが多い（例外はある）。また「無菌性」とは病原微生物を原因としないもの以外に，ウイルスやそのほかの病原体によるものを指すことが多い。　**2と5**

80 COPD〈慢性閉塞性肺疾患〉で認められる所見はどれか。1つ選べ。
　　1．湿性咳嗽
　　2．スプーン状爪
　　3．胸部打診での濁音
　　4．胸鎖乳突筋の萎縮
　　5．呼気時の肋間陥没

　COPD（慢性閉塞性肺疾患）についてはテキスト第10版 p. 562参照。COPDの特徴的な症状としては，口すぼめ呼吸，胸鎖乳突筋肥大，外頸静脈の呼気時の怒張，吸気時の鎖骨上窩や肋間の陥没，胸郭の樽状変形，呼吸性胸郭運動減弱などがある。湿性咳嗽はCOPDのほか，肺炎・気管支炎でよく観察される。スプーン状爪は鉄欠乏性貧血のときによくみられる。胸部打診での濁音は胸水や血胸など，胸腔内に液体貯留があるときに観察される。　　**1**

81 自殺企図者への適切な対応はどれか。1つ選べ。
  1. 強く励ます。
  2. 自殺企図の話題に触れない。
  3. 軽症者は警察に連絡し引き継ぐ。
  4. 手の届くところの危険物を取り除く。
  5. 軽症例は自殺願望が低い傷病者として対応する。

82 骨盤内感染症を来しやすい病原体はどれか。1つ選べ。
  1. 真　菌
  2. 結核菌
  3. ウイルス
  4. クラミジア
  5. スピロヘータ

83 破傷風について正しいのはどれか。1つ選べ。
  1. 意識障害を来す。
  2. 軽微な創から感染する。
  3. 毒素により筋が弛緩する。
  4. 潜伏期間は1〜2日である。
  5. 年間約1000例の国内発症がある。

[解答・解説]

　自殺企図者への対応はテキスト第10版 p. 679-680ならびに表Ⅲ-5-51〔同 p. 680〕参照。また，同 p. 680の「参考」にある「TALK」が記憶しやすい。もっとも重要なことは再企図の防止であり，軽症とみえても十分な配慮が必要である。なお，テキストには明確な記載はないが，うつ状態にある傷病者を「励ます」ことはよけいに気分を落ち込ませるため禁忌とされている。　　　　　　　　　　4

　「骨盤内感染症」についてはテキスト第10版 p. 603参照。本来は小骨盤腔にある臓器，すなわち子宮，付属器，S状結腸，直腸，ダグラス窩，膀胱子宮窩を含む小骨盤内臓器の細菌感染症の総称であるが，発生のほとんどは女性で，性行為のほか，産婦人科的処置の後に起こることもある。原因となる病原微生物は大腸菌，クラミジア，淋菌などである。　　　　　　　　　　4

　破傷風についてはテキスト第10版 p. 643参照。破傷風菌は軽微な創傷からも侵入し，傷病者に確認してもけがをした記憶がないことも珍しくない。潜伏期間は3日〜3週間で，全身の筋緊張の亢進がみられるが，意識は清明である。また自律神経系が非常に不安定になり，重症例では極端な高血圧と低血圧，頻脈と徐脈と急激なバイタルサインの変化がみられ，集中治療が必要である。わが国では年間100例程度発生しており，このうち5〜9名が死亡しているとされる。〔国立感染症研究所 https://www.niid.go.jp/niid/ja/kansennohanashi/466-tetanis-info.html〕　　　　　　2

84 出血性ショックを来す病態はどれか。1つ選べ。
  1. 子　癇
  2. 切迫早産
  3. 異所性妊娠
  4. HELLP 症候群
  5. 妊娠高血圧症候群

　子癇は，もともとてんかんなどの既往がない母体に，妊娠20週以降に初めて起こった痙攣発作をいう〔テキスト第10版 p.668〕。主な病態は痙攣で，出血をきたすことはない。切迫早産〔同 p.668〕は，児の予後を悪化させる可能性があるが，母体が重症になることはまれである。異所性妊娠（いわゆる子宮外妊娠。同 p.668〕で卵管破裂を起こすと大量の腹腔内出血からショックになることがある。HELLP 症候群〔同 p.669〕は溶血や血小板減少をきたすものの，出血性ショックはまれである。妊娠高血圧症候群〔同 p.668〕は，頭蓋内出血や子癇などの母体の異常や，子宮内胎児発育不全，常位胎盤早期剥離などを起こしやすい。　　　**3**

85 出血性素因に**含まれない**のはどれか。1つ選べ。
  1. 血管壁の異常
  2. 血小板数の減少
  3. 赤血球数の減少
  4. 血液線溶系の亢進
  5. ビタミンKの欠乏

　「出血性素因」または「出血傾向」とは，血小板の異常・血液凝固能の低下・線溶の亢進・血管の異常のいずれかにより，出血しやすい，または止血しにくい状態を指す〔テキスト第10版 p.184〕。出血が進めば赤血球数の減少が起こり得るが，赤血球の減少自体は出血性素因ではない。　　　**3**

86 気管支喘息において最も重篤な症候はどれか。1つ選べ。
  1. 歩けない。
  2. 動くと苦しい。
  3. 横になれない。
  4. チアノーゼを呈する。
  5. 会話が途切れ途切れである。

　気管支喘息についてはテキスト第10版 p. 561-562参照。このうち重症度については表Ⅲ-5-5にまとめられている。歩けないのは大発作，動くと苦しいのは小発作，横になれないのは中発作，チアノーゼを呈するのは重篤，会話が途切れ途切れになるのは中発作～大発作である。大発作や重篤例で，バッグ・バルブ・マスクを用いても呼吸状態が改善しない場合，胸郭外胸部圧迫（スクイジング）による呼吸介助を試みてもいい。〔同 p.562〕　　　**4**

87　アルコール依存症について正しいのはどれか。1つ選べ。
　　1．内因性精神障害である。
　　2．低酸素脳症を来しやすい。
　　3．飲酒のコントロールができない。
　　4．家族、仕事および趣味を優先する。
　　5．離脱症状を持つ大部分が離脱せん妄に進展する。

88　水疱が破れて生じる表皮基底層に及ぶ皮膚の欠損はどれか。
　　1つ選べ。
　　1．潰　瘍
　　2．瘢　痕
　　3．痂　皮
　　4．壊　死
　　5．びらん

89　低血糖の症候のうち最も軽度で出現するのはどれか。1つ選べ。
　　1．発　汗
　　2．振　戦
　　3．昏　睡
　　4．痙　攣
　　5．あくび

[解答・解説]
　アルコール依存症についてはテキスト第 10 版 p. 682-683 参照。アルコール依存症は中毒性障害であり，内因性ではない。飲酒のコントロールができず，家族や仕事を犠牲にすることが特徴である。離脱症から離脱せん妄に移行するのは 7 ％前後とされている。　　　　**3**

　皮膚疾患の主な症候はテキスト第 10 版 p. 627 参照。「びらん」は小水疱，水疱や膿疱などが破れて生じる表皮基底層に及ぶ皮膚の欠損をいう。「潰瘍」は「びらん」より深く，真皮ないし皮下組織に達する深い組織欠損である。「瘢痕」は創部の治癒過程で生じた傷跡，「痂皮」は「かさぶた」のことである。　　　　**5**

　低血糖についてはテキスト第 10 版 p. 608-611 参照。このうち重症度については，表Ⅲ-5-23 に詳しく記載されている。軽度の低血糖では，空腹感やあくび・悪心がみられる。血糖値がおよそ 55mg/dL を下回るとインスリンに拮抗する（血糖を上昇させる）アドレナリン，ノルアドレナリンなどのホルモンの分泌が増加し，発汗，振戦，動悸，不安感，頭痛，顔面蒼白などの交感神経症候がみられる。昏睡や痙攣がみられるのはさらに高度な低血糖で，速やかにブドウ糖投与を行わないと生命に危険が及んだり，重篤な後遺症を残したりする可能性がある。

　　　　5

90　脳炎でみられる症候はどれか。1 つ選べ。

　　1．低体温
　　2．対麻痺
　　3．意識障害
　　4．解離性昏迷
　　5．手袋靴下型異常感覚

［解答・解説］
　脳炎についてはテキスト第10版 p. 554参照。主な症状は，発熱，頭痛，悪心・嘔吐，髄膜刺激症候などの髄膜炎様症候と，意識障害，痙攣，運動麻痺，失語，精神症状（幻覚，異常行動）など，脳実質障害による症候である。対麻痺は脊髄損傷で，解離性昏迷は解離性障害などで，手袋靴下型異常感覚は糖尿病による末梢神経障害などでみられる所見である。　　　　　3

91　心拍数160/分の規則的な幅の狭い QRS 波形を呈する不整脈はどれか。1つ選べ。

　　　1．心房細動
　　　2．心室細動
　　　3．上室性頻拍
　　　4．単形型心室頻拍
　　　5．トルサードドポアンツ型心室頻拍

92　高齢者の認知症傷病者への対応について正しいのはどれか。1つ選べ。

　　　1．複数で話しかける。
　　　2．自尊心を傷つけない対応を行う。
　　　3．不調を訴えている部位のみ確認する。
　　　4．精神的不穏時は身体的接触を積極的に行う。
　　　5．「おじいちゃん」、「おばあちゃん」と話しかける。

93 小児の出生から成熟時までの発育過程において、体組織別の
発育型を図（別冊 No. 6）に示す。脳・中枢神経の発育を示すの
はどれか。1つ選べ。
1．A
2．B
3．C
4．D
5．E

```
別　冊
No. 6
図
```

94 肝硬変において門脈圧亢進による症候はどれか。1つ選べ。
1．黄　疸
2．痔　核
3．出血傾向
4．女性化乳房
5．クモ状血管腫

95　分娩介助に必要な資器材の１つを写真（別冊 No. 7）に示す。
　　この資器材を使用する時期はどれか。１つ選べ。

　　　1．分娩第１期開始前

　　　2．分娩第１期

　　　3．分娩第２期

　　　4．分娩第３期

　　　5．分娩第３期終了後

```
┌─────────────┐
│    別　冊    │
│   No. 7     │
│   写　真    │
└─────────────┘
```

96　近似四肢誘導Ⅱにおける心電図波形（別冊 No. 8）を別に示す。急性心筋梗塞発症12時間後の典型的な心電図はどれか。１つ選べ。

　　　1．A

　　　2．B

　　　3．C

　　　4．D

　　　5．E

```
┌─────────────┐
│    別　冊    │
│   No. 8     │
│  心電図波形  │
└─────────────┘
```

97　デング熱について正しいのはどれか。１つ選べ。
　　1．小児に好発する。
　　2．ウイルス感染である。
　　3．人から人へ感染する。
　　4．国内での感染例はない。
　　5．初発症状は発疹が多い。

　デング熱はネッタイシマカやヒトスジシマカに媒介されるデングウイルスによる感染症である。2014年に東京を中心に162名の国内感染例が確認された。通常，３〜７日の潜伏期を経て，突然の38〜40℃の発熱，頭痛，目の奥の痛み，筋肉痛，骨の痛み，消化系症候，風疹に似た皮疹などの症候が出現する。発疹は解熱時期に出ることが多く，点状出血や島状に白く抜ける紅斑など多彩である。〔テキスト第10版 p.640〕　**2**

98　頸部前方三角を構成するのは、頸部前面の正中線と下顎下縁とあと１つはどれか。１つ選べ。
　　1．総頸動脈
　　2．内頸静脈
　　3．外頸静脈
　　4．胸鎖乳突筋前縁
　　5．胸鎖乳突筋後縁

　頸部の前側面には胸鎖乳突筋という大きな筋が耳介の後ろ，側頭骨乳様突起から鎖骨にかけて斜めに走っている。頸部の前側面はこの筋より前（前頸三角）と後（後頸三角）に分けられる。前頸三角は正中線，胸鎖乳突筋前縁，下顎下縁で囲まれた三角である。その一部の凹んだ部分を「頸動脈三角」といい，内部に総頸動脈が位置していて拍動によく触れることができる。〔テキスト第10版 p.68〕　**4**

99　眼瞼結膜に点状出血が出現する病態はどれか。１つ選べ。
　　1．外傷性窒息
　　2．緊張性気胸
　　3．頭蓋底骨折
　　4．くも膜下出血
　　5．眼窩吹き抜け骨折

　眼瞼結膜の点状出血は外傷性窒息の特徴的な所見である。胸部あるいは上腹部に持続的な圧力が加わった場合に発生する。圧迫によって胸郭の呼吸運動が制限されると同時に，傷病者の防衛反応の一環として声門が閉じるために胸腔内圧が著しく上昇する。異常に上昇した胸腔内圧は上大静脈を経て，頸部・頭部に逆行性に伝わり，上胸部から頸部，顔面，眼瞼結膜の点状出血を生じる。肺挫傷や肋骨骨折，血気胸を伴うことが多い。〔テキスト第10版 p.736〕　**1**

100　受傷後早期の頸髄完全損傷に特徴的な症候はどれか。1つ選べ。

1．頻　脈
2．血圧上昇
3．胸式呼吸
4．皮膚冷感
5．持続陰茎勃起

［解答・解説］
　脊髄損傷は完全損傷と不全損傷に分類される。完全損傷は横断性脊髄損傷ともいわれ，損傷部以下の恒久的な完全運動麻痺，感覚脱失を呈する。仙髄より高位の脊髄損傷では，陰茎の勃起に対する上位中枢からの抑制が消失するため，陰茎へのわずかな機械的刺激で陰茎勃起が起きる。これを持続陰茎勃起とよび，横断性脊髄損傷でとくに起こりやすい。〔テキスト第10版p.729〕
5

101　頭部外傷において二次性脳損傷を助長するのはどれか。1つ選べ。

1．心拍数　96/分
2．SpO_2値　94%
3．深部体温　35℃
4．収縮期血圧　160mmHg
5．$PETCO_2$〈呼気終末二酸化炭素分圧〉　18mmHg

　頭部外傷によって生じる脳組織の損傷は，その成因によって一次性脳損傷と二次性脳損傷に分類される。二次性脳損傷は受傷後に生じる間接的な損傷で，頭蓋内血腫や脳浮腫に伴う頭蓋内圧の亢進，あるいはそれに伴う脳ヘルニアなどである。肺胞低換気による高二酸化炭素血症は頭蓋内圧を亢進させるため，また，過換気による低二酸化炭素血症は脳血管を収縮させるため，いずれも脳血流を低下させて二次性脳損傷を助長させる。〔テキスト第10版p.716〕
5

102　慢性硬膜下血腫の危険因子となるのはどれか。1つ選べ。

1．喫　煙
2．若年者
3．降圧薬服用
4．常習的飲酒
5．アレルギー体質

　慢性硬膜下血腫は，軽微な頭部外傷で3〜4週間以上経ってから，頭痛などの頭蓋内圧亢進症状，片麻痺などの巣症状や認知機能の低下などの精神症状で発症する。高齢者や常習的な飲酒，抗凝固薬の服用が危険因子となる。予後は比較的良好であるが，再発しやすい。〔テキスト第10版p.717〕
4

103　1000～2000mL 程度の出血量を想定すべき骨折部位はどれ
　　か。1つ選べ。

　　　1．上腕骨

　　　2．前腕骨

　　　3．大腿骨

　　　4．下腿骨

　　　5．中足骨

[解答・解説]
　骨折によって生じた骨折端は鋭利であり，周囲の組織や血管を傷つけることによってさらなる出血を招く。閉鎖骨折では，ある程度のタンポナーデ効果が期待されるとはいうものの，下腿骨骨折では約500～1,000mL，大腿骨骨折では約1,000～2,000mLにも及ぶ内出血をきたす。開放性骨折では出血に対する組織のタンポナーデ効果が作用しないため，出血量はさらに増える。〔テキスト第10版 p.748〕　　　　　**3**

104　塩酸による化学損傷で正しいのはどれか。1つ選べ。

　　　1．損傷皮膚は融解する。

　　　2．損傷部位は黒色を呈する。

　　　3．低カルシウム血症を生じる。

　　　4．経口摂取では胃穿孔を生じる。

　　　5．真皮下などの深部に及びやすい。

　塩酸は酸による化学損傷を引き起こす。酸は蛋白質変性，酵素活性阻害，吸水作用をもち，損傷部位は凝固して乾燥する。病変部分は，塩酸では灰白色から黄褐色を呈する。真皮へ損傷が及ぶことは少ない。酸の経口摂取では胃穿孔の危険があり，吸入・誤嚥による化学性肺炎は致死的となる。〔テキスト第10版 p.766〕　　　　　**4**

105　外傷による出血性ショックで最も早くみられる症候はどれ
　　か。1つ選べ。

　　　1．徐　脈

　　　2．昏　睡

　　　3．脈圧の狭小

　　　4．喘ぎ様呼吸

　　　5．収縮期血圧の低下

　出血性ショックは外傷急性期のショックの原因としてもっとも頻度が高い。出血に対する生体反応として，循環血液量の15％未満の出血（軽度）では通常脈拍は100/分以下で，血圧の変化はみられない。軽度の不安が生じることがある。循環血液量の15～30％の出血（中等度）では，100/分以上の頻脈となり，収縮期血圧は不変であっても，拡張期血圧が上昇して脈圧が低下する。不安や恐怖感などの精神神経症状が出現し，皮膚は蒼白で冷たくなる。グリコーゲン分解と糖新生の亢進により血糖値が上昇する。〔テキスト第10版 p.705〕　　　　　**3**

106 爆発の第1段階で生じる損傷はどれか。 1つ選べ。

　　1．鼓膜損傷

　　2．気道熱傷

　　3．四肢の轢断

　　4．腕神経叢損傷

　　5．中心性脊髄損傷

107 高齢者の転倒でみられやすい外傷はどれか。 1つ選べ。

　　1．肘内障

　　2．上腕骨外顆骨折

　　3．上腕骨顆上骨折

　　4．橈骨遠位端骨折

　　5．大腿骨骨端線損傷

108　外傷傷病者において初期評価の段階で行うべき処置はどれか。1つ選べ。

1．気道確保
2．成傷器の固定
3．頸椎カラー装着
4．骨盤固定具装着
5．脱出腸管の被覆

109　肘内障の特徴はどれか。1つ選べ。

1．12歳以上に多い。
2．皮下出血を認める。
3．観血的整復を要する。
4．橈骨頭の亜脱臼である。
5．肘関節の変形腫脹を認める。

110　定型的縊頸でみられる特徴的な所見はどれか。1つ選べ。

　　1．舌の腫脹
　　2．気管の断裂
　　3．顔面のうっ血
　　4．前頸部のひっかき傷
　　5．前頸部から耳介後方へ斜走する索状痕

111　骨盤骨折を疑う傷病者への対応で適切なのはどれか。1つ選べ。

　　1．全身固定の省略
　　2．牽引型副子の使用
　　3．ファウラー位での搬送
　　4．骨盤動揺性確認の反復
　　5．フラットリフトによる背面観察

112 外傷傷病者の全身観察所見でロードアンドゴーの適応となるのはどれか。1つ選べ。

1．鼻出血
2．対麻痺
3．胸壁皮下気腫
4．両側前腕部変形
5．片側大腿部変形

113 乳児の熱傷で、図（別冊 No. 9）に示す部位がⅡ度熱傷の場合、5の法則で熱傷面積は約何％になるか。1つ選べ。

1．15％
2．20％
3．25％
4．30％
5．35％

```
別　冊
No. 9
図
```

114　銃創について正しいのはどれか。1つ選べ。
　　1．損傷の程度は銃器の種類に影響されない。
　　2．弾丸速度が遅いほど損傷の程度は大きくなる。
　　3．銃器と生体との距離は損傷の程度に関与しない。
　　4．体内に射入口の径より大きい空洞が形成される。
　　5．射入口と射出口を直線で結んだ部位が損傷部位となる。

[解答・解説]
　銃創とは，銃器から発射された弾丸により生じる外傷をいう。損傷の程度は，銃器の種類（弾丸の質量，形状，初速度），銃器と生体との距離，弾丸の射入部位，貫通する方向などで異なる。弾丸の速度が速いほどエネルギーが大きく，内部損傷が大きい。内部には弾丸に沿って生じた空洞化現象によって，紡錘形の損傷部ができる。また，弾丸は組織内で弾道を変えることがあるため，射入口と射出口を単純に直線で結んだ部位を損傷部と想定することは危険である。〔テキスト第10版 p. 696〕**4**

115　溺水について正しいのはどれか。1つ選べ。
　　1．潜水反射では頻脈となる。
　　2．喉頭痙攣は誤嚥を誘発する。
　　3．死亡の半数以上は水難事故による。
　　4．冷水による溺水の救命率は成人より小児の方が高い。
　　5．水滴を除去することなくAEDの電極パッドを装着する。

　溺水とは，傷病者の身体全体や気道入口部が液体に浸かって呼吸障害を生じた状態，およびその過程のことである。浸漬や浸水直後に，傷病者の意識状態に関係なく，喉頭や気管への刺激によって喉頭痙攣を起こして声門が閉じる場合がある。喉頭痙攣は気管への液体の流入を防止するが，窒息を生じる危険もある。冷水による浸漬や浸水では，潜水反射と呼ばれる徐脈と末梢血管収縮を生じる場合がある。潜水反射は成人よりも小児，とくに2歳以下で起こりやすい。成人と比較して小児では冷水による溺水の救命率が高い。〔テキスト第10版 p. 812〕**4**

116　中毒について正しいのはどれか。1つ選べ。

1．活性炭投与は乾式除染である。

2．睡眠薬による死亡が最も多い。

3．LD50が大きいほど毒性が高い。

4．経口吸収の症状発現が最も速い。

5．原因物質の推定にトキシドロームを用いる。

[解答・解説]
　中毒とは，生体内に吸収された化学物質，またはその代謝産物によって正常な生体機能が障害されることをいう。医薬品による中毒死でもっとも多いのは向精神薬であり，医薬品以外の中毒死でもっとも多いのは一酸化炭素である。また，中毒物質の推定時に特徴的な中毒症状や呼気臭がある場合には中毒物質推定の参考になる。中毒起因物質の推定に有用な症候の組み合わせをトキシドロームという。しかしながら多くの中毒症状は非特異的であるため，特徴的な一部の中毒を除けば，中毒症状だけで中毒物質を推定するのは困難な場合が多い。〔テキスト第10版 p.788-793〕　　　**5**

117　凍傷の深度分類で凍傷Ⅲ度の所見はどれか。1つ選べ。

1．表皮のみ障害

2．真皮まで障害

3．皮下組織まで障害

4．筋組織まで障害

5．骨組織まで障害

　凍傷は，Ⅰ～Ⅱ度の表在性凍傷とⅢ～Ⅳ度の深在性凍傷に分類される。加温を行うとⅠ度では灼熱感，Ⅱ度では充血を生じる。Ⅲ度では色調変化を生じて，壊死，潰瘍を伴う。Ⅳ度では障害が筋，軟骨，骨までに至り，広範囲な壊死を生じてミイラ化する。Ⅰ～Ⅲ度の経過は，熱傷のⅠ～Ⅲ度に類似する。発症直後では，しびれを生じて感覚が低下し，受傷した四肢を動かしにくくなる。皮膚は変色して紫色，蒼白となる。その後，2～3週間かけて徐々に皮膚症状が進行して深度が確定する。〔テキスト第10版 p.838：表Ⅲ-7-30〕　　　**3**

118 放射線管理区域内で活動する救助者の外部被ばく積算線量
測定に最も適している機器はどれか。1つ選べ。
1．GM式サーベイメータ
2．ホールボディカウンター
3．電離箱式サーベイメータ
4．アラーム付き個人線量計
5．NaIシンチレーション式サーベイメータ

［解答・解説］
外部被曝による吸収線量を少なくするためには，①放射線環境での作業時間を短くすること，②放射線源からの距離をとること（吸収線量は距離の2乗に反比例する），③放射線源との間に遮蔽物を設けることが重要である。これらを放射線防護の三原則という。作業計画を工夫して，放射線に曝露される時間を最小限とする。作業を交代で行うことによって，一人あたりの作業時間を短縮できる。作業時間の管理にはアラーム付きの個人警報線量計が有用である。〔テキスト第10版 p.827〕**4**

119 気道異物の症状で緊急度が最も高いのはどれか。1つ選べ。
1．嗄声
2．咽頭痛
3．笛声音
4．激しい咳
5．発声不能

気道異物とは，通常咽頭・喉頭から気管支までの異物をいう。気道の完全閉塞では緊急度が高く，会話（発声），咳，呼吸が不可能となる。咽頭・喉頭の異物が原因となる場合が多いが，気管異物でも生じる。呼吸音は聴取できず，激しい努力呼吸，シーソー呼吸，陥没呼吸などの胸郭運動異常を生じ，苦悶様症状を呈して不穏状態になることが多い。肺への空気の流入が途絶するため，傷病者はチアノーゼを生じて意識状態が悪化する。迅速に異物を除去しなければ心停止となる。〔テキスト第10版 p.809〕**5**

120 Ⅲ度熱中症と判断する症候はどれか。1つ選べ。

1．頭　痛
2．小脳失調
3．全身倦怠感
4．立ちくらみ
5．筋肉の硬直

◎指示があるまで開かないこと。

（令和5年3月12日　13時40分〜16時20分）

注　意　事　項

1. 試験問題の数は80問で解答時間は正味2時間40分である。

2. 解答方法は次のとおりである。

(1) 各問題には1から5までの5つの答えがあるので、そのうち質問に適した答えを
（例1）では1つ、（例2）では2つ選び答案用紙に記入すること。

（例1）　**101**　県庁所在地
はどれか。1つ選べ。

1．栃木市
2．川崎市
3．広島市
4．倉敷市
5．別府市

（例2）　**102**　県庁所在地はどれか。
2つ選べ。

1．仙台市
2．川崎市
3．広島市
4．倉敷市
5．別府市

（例1）の正解は「3」であるから答案用紙の ③ をマークすればよい。

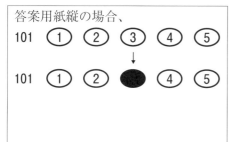

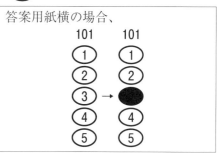

（例2）の正解は「1」と「3」であるから答案用紙の ① と ③ をマークすれ
ばよい。

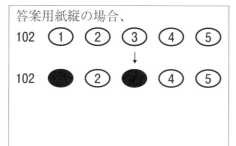

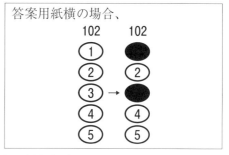

(2) ア．（例1）の問題では2つ以上解答した場合は誤りとする。

イ．（例2）の問題では1つ又は3つ以上解答した場合は誤りとする。

B

1　ミトコンドリアにおける ATP 産生において不可欠なのはどれか。1 つ選べ。

　　1．尿　　素
　　2．乳　　酸
　　3．酸　　素
　　4．二酸化炭素
　　5．アンモニア

2　体表から観察できる身体部分のうち、最も頭側に位置するのはどれか。1 つ選べ。

　　1．大転子
　　2．胸骨角
　　3．喉頭隆起
　　4．剣状突起
　　5．頤（オトガイ）

3 陰圧個室が必要とされる感染症はどれか。1つ選べ。

1．疥　癬
2．水　痘
3．コレラ
4．肺炎球菌感染症
5．AIDS〈後天性免疫不全症候群〉

[解答・解説]

「陰圧個室が必要とされる」とあるが，設問の意図が不十分である。通常これらの疾患はすべて「陰圧室隔離」を必須としない(解答なし)。おそらくこれら原疾患の重篤化または合併症・併存症の悪化などで入院治療が必要な場合，周囲への感染防御を目的として隔離する際に陰圧室が必要とされるものはどれかという意味であろう。それであれば空気感染で他者に感染を及ぼす水痘（水疱瘡）である。しかし学校保健法で水痘はすべての発疹が痂皮化するまでの登校停止のみでよく，罹患しても隔離処置は必要とされない。またAIDSで低免疫状態患者の場合では，陰圧室であると室外からの空気が隔離室内に流入し患者へ種々の病原体が曝露されるため，逆に「陽圧室管理」を行う。医療従事者でも時々，陰圧管理か陽圧管理かで誤解されることがあるので注意が必要である。〔テキスト第10版 p. 640-643〕**2**

ただし，問題文が不適切と思われる

4 精神保健福祉法において、入院にあたって患者本人の同意が必要な入院形態はどれか。1つ選べ。

1．応急入院
2．措置入院
3．任意入院
4．医療保護入院
5．緊急措置入院

医療保護入院は精神保健指定医などの診察，かつ家族の同意が必要とされ，応急入院や措置入院では指定医の診察が必要とされる。とくに措置入院では指定医2人の診断が必要になる。任意入院はまさに文言どおり患者本人の任意によるものである。〔テキスト第10版 p. 38-39：表Ⅰ-2-12〕　　**3**

5 救急救命士が特定行為を実施する際の根拠となる生命倫理の
原則はどれか。1つ選べ。

1．自　律
2．善　行
3．公　正
4．正　義
5．無危害

［解答・解説］
　生命倫理の問題は第45回救急救命士国家試験にも出題された。しかし生命倫理には観念的な部分もあり、ここに具体的活動根拠を求めるのは適当ではない。設問にある「特定行為実施の活動根拠」とは、本来生命倫理によるものではなく「綿密な観察に基づく正しい判断にて医師からの具体的指示を正確に遂行する」ことにある。つまり倫理根拠ではなく、プロトコールという「契約」を履行することである。生命倫理4つの原則には自律の尊重、善行の原則、無危害の原則、公正・正義の原則がある〔テキスト第10版 p.12：表Ⅰ-1-1〕。同 p.12の無危害の原則の記載で「特定行為は治癒目的であるため患者に（注射などの）危害を与えることが正当化される」と記載がある。しかしそれとて特定行為の「免責」を示すことであって設問にある「活動根拠」ではない。その他、活動根拠についての記載はないので、しいていえば解答は5かもしれないが不適切と思われる。〔同 p.12-13〕
　　　　　5，または解答不能
　ただし、厚生労働省発表の正解番号は2

6　医師の具体的指示を必要とする救急救命処置はどれか。1つ選べ。

　　1．ブドウ糖溶液の投与

　　2．経口エアウエイによる気道確保

　　3．鉗子・吸引器による咽頭・声門上部の気道異物の除去

　　4．ショックパンツの使用による血圧の保持及び下肢の固定

　　5．自己注射が可能なアドレナリン製剤によるアドレナリン投与

7　災害時の二次トリアージ（PAT法）で緊急治療群に該当するのはどれか。1つ選べ。

　　1．意　識　JCS3

　　2．呼吸数　28/分

　　3．脈　拍　118/分

　　4．収縮期血圧　86mmHg

　　5．SpO_2値　92％

[解答・解説]

　救急救命士には必須問題。特定行為施行には医師による具体的指示が必要とされる。特定行為とはテキスト第10版 p.262：表Ⅲ-1-13 の（2）-（6），同 p.263：表Ⅲ-1-14に示すとおりであり確実に覚える。従来どおり，心肺蘇生時に用いられるアドレナリンは特定行為の範疇である。しかし重篤アナフィラキシーショックを既往にもつ者に対して，あらかじめ自己注射用で本人に処方されているアドレナリン製剤（エピペン®：同 p.391-392）は自身や保護者が投与できないときは，現場に居合わせた救急救命士が具体的指示なく投与できる〔同 p.205〕。〔同 p.262-263：表Ⅲ-1-13, 14〕　**1**

　一次トリアージ（START法）に引き続き，さらに医療介入が必要とされる傷病者を選別するために二次トリアージ（PAT法）がある。第1～第4段階に分けられており，第1段階では生理学的な容態判断にて緊急治療群が選別される。意識：JCS 2桁以上，呼吸数9/分以下または30/分以上，脈拍数120/分以上または50/分未満，収縮期血圧 90mmHg 未満または 200mmHg 以上，そして SpO_2 値90％未満などである。設問に提示された選択肢はどれも基準値ぎりぎりの値である。計測状況により値はバラついて不正確になろう。実際，大量傷病者にて混乱している現場で，ここまで細かく正確かつ迅速に観察できる時間が現実的にあるかどうかは別にして，試験でここまで細かく出題されるならすべての基準値を正確に覚えるしかない。〔テキスト第10版 p.238-239：図Ⅲ-1-11〕　**4**

8　腹膜刺激症候のある傷病者の搬送に最も適した体位はどれか。1つ選べ。

　　1．起坐位

　　2．仰臥位

　　3．腹臥位

　　4．足側高位

　　5．膝屈曲位

　体位管理については頻出問題であり確実に覚える。起坐位〔テキスト第10版 p.397：写真 Ⅲ-2-88〕は呼吸苦がある場合でとくに仰臥位で呼吸苦が増強するときに用いられる。腹臥位〔同 p.398：写真 Ⅲ-2-91〕は背部に外傷などがみられる場合に用いられるが呼吸抑制がみられることもある。足側高位〔同 p.398：写真 Ⅲ-2-90〕はショック体位ともよばれ、循環血液量減少性ショック時において足りない体液を下肢挙上にて上半身へ補う目的で用いられる。ただし心原性ショック時には心臓に負荷がかかるのでこの体位は禁忌となる。膝屈曲位〔同 p.398：写真 Ⅲ-2-89〕は腹筋の緊張を緩和し腹痛の軽減につながる。〔同 p.395-398〕　　**5**

9　心肺蘇生において2分ごとのリズムチェックを待たずに胸骨圧迫を中止する所見はどれか。1つ選べ。

　　1．死戦期呼吸

　　2．払いのけ動作

　　3．胃内容物の逆流

　　4．心電図波形の変化

　　5．パルスオキシメータの数値の変化

　心肺蘇生でとくに重要なことは「絶え間ない胸骨圧迫」である。そのため2分ごとのリズムチェック時以外に胸骨圧迫の中断は可能なかぎり控える。パルスオキシメータの変化は心肺蘇生中は判断の材料にならない〔テキスト第10版 p.422〕。2分ごとのリズムチェック時に同時並行で心電図波形の変化も観察する。自発呼吸や体動出現の場合では胸骨圧迫を中断して心電図波形を確認〔同 p.422 左下から14行目）するが、体動でも下顎を大きく動かす「死戦期呼吸」は呼吸停止であるためこの場合胸骨圧迫は中断しない。一方、痛みを払いのけるなどの合目的な動作がみられたら胸骨圧迫を中断し心電図波形や頸動脈拍動の有無を確認する。〔同 p.420-423〕〔同 p.421：図Ⅲ-2-70〕　　**2**

10　AED による電気ショックの適応となるのはどれか。1つ選べ。

1．心房細動
2．洞性頻脈
3．房室ブロック
4．無脈性心室頻拍
5．無脈性電気活動

　自動体外式除細動器（AED）の電気ショック適応は心停止であるが，とくにその心電図波形としては心室細動と無脈性心室頻拍の2つである。心静止，無脈性電気活動はその適応にならない。ただし心室頻拍の場合，脈を触知する心室頻拍も存在する。この場合は程なくして無脈性心室頻拍に移行するであろう不安定な状態でもある。もし心室頻拍波形であっても，意識があり頸動脈を触知すれば脳血流は保たれていることになるので心停止ではない。逆に意識がなく頸動脈触知しなければこれは心停止であり無脈性心室頻拍となる。同じ心室頻拍でも救急救命士の電気ショック適応は心停止の有無を確認する必要がある。〔テキスト第10版 p.379-380〕
4

11　吸気時に鎖骨上窩や肋間の陥凹がみられるのはどれか。1つ選べ。

1．気　胸
2．無気肺
3．上気道異物
4．間質性肺炎
5．肺血栓塞栓症

　呼吸様式の異常で疾患を類推させる問題はほぼ毎回出題される。それぞれのパターンを覚えること。異物などによる上気道狭窄では吸気時に胸部が下がり腹部が持ち上がる。呼気時では逆に胸部が上がって腹部が下がる（シーソー呼吸）。また吸気時に甲状軟骨は尾側に大きく動く（気管牽引）。また肋骨を持ち上げる呼吸動作にもかかわらず吸気が十分肺内に流入しないため肋間，鎖骨上窩は陥凹する所見が見られる（陥没呼吸）。病態を呼吸様式のキーワードにリンクさせて覚えておく。〔テキスト第10版 p.305-307〕
3

12　パルスオキシメータはどこの酸素飽和度を表示しているか。
　　1つ選べ。
　　　1．静脈血
　　　2．動脈血
　　　3．リンパ液
　　　4．皮下組織
　　　5．毛細血管血

[解答・解説]
　近年，新型コロナウイルス感染症の流行で，一般市民にパルスオキシメータを貸与する自治体も増えてきた。経皮的動脈血酸素飽和度が測定できる。これはSpO_2と表示する。耳朶につけるものもあるが指先につけるものが一般的である。指先のプローブの場合マニキュア塗布で測定光が遮断されたり，また寒冷による末梢循環不全にて指尖血流低下があれば測定が困難になる。当然，心停止では指尖の血流がないため測定不能となる。その他，測定困難な状態を問う問題は頻出であるので確認しておく。〔テキスト第10版 p.333：表Ⅲ-2-18〕　　2

13　救急救命士の血糖測定について正しいのはどれか。1つ選べ。
　　　1．穿刺後は安全キャップを装着する。
　　　2．特定行為の指示を受けてから実施する。
　　　3．再穿刺する場合は新しい穿刺針を使用する。
　　　4．穿刺部をアルコール消毒後は乾かないうちに穿刺を行う。
　　　5．血糖測定の結果が「60mg/dL」の場合はブドウ糖溶液の投与を考慮する。

　身体観察や状況聴取などにて意識障害（JCS≧10を目安）の原因が低血糖であると疑われる場合，包括的指示にて血糖測定を行うことができる。測定施行に対象年齢制限はない。穿刺部位をアルコール消毒し乾いたのを確認してから穿刺する。穿刺後，穿刺針は廃棄ボトルなどにそのまま破棄する。リキャップは誤刺の危険性があるので行わない。再穿刺の場合は穿刺針は新しいものを用いる。もし測定値が50mg/dL未満で15歳以上（推定も可）であれば具体的指示を受け，特定行為であるブドウ糖溶液投与を考慮する。〔テキスト第10版 p.341-343，392-394〕　　3

14　呼吸音の左右差を評価するのに最も適した聴診部位はどこか。1つ選べ。
　　1．背　　部
　　2．腋窩部
　　3．季肋部
　　4．心窩部
　　5．前胸部

　呼吸音の左右差の確認にもっとも適した聴診部位はいずれかとの設問。気胸や無気肺や呼吸性雑音の有無など，各種病態や疾患において左右差の違いの確認は必要である。しかしながら疾患・病態にてそれぞれ最適聴取位置は異なるため一概に「最適な部位」という設問は難しい。また傷病者の全身状態にてもその体位管理上で聴取部位の選択に制限がある。たとえば外傷傷病者の管理でバックボードに固定した後での胸部聴診は背部や腋窩の聴診は最初から事実上不可能である〔テキスト第10版 p.711〕。また選択肢の季肋部と心窩部は腹部であるので胸部聴診には用いられない。鎖骨直下の前胸部は左右差をみるのに頻用されるが，同 p.335と同 p.711に「左右差をみるときには両腋窩部の音を比較する」とあるので，やむなく解答は2．となる。　　　　　　　　**2**

15　経鼻エアウエイを挿入する時に合併症を生じる可能性が高い服用薬剤はどれか。1つ選べ。
　　1．降圧薬
　　2．抗凝固薬
　　3．気管支拡張薬
　　4．経口糖尿病薬
　　5．抗てんかん薬

　経鼻エアウエイによる気道確保は包括的指示下における処置である〔テキスト第10版 p.262〕。したがって実施者の現場判断で施行されるがその際の禁忌事項に留意する〔同 p.347〕。抗血小板薬，抗凝固薬内服時や，その他出血傾向の疑われる場合では挿入時の出血にて止血困難なことがあるため，エアウエイ挿入に抵抗があれば中止するとある。その他，頭蓋底骨折，顔面骨骨折が疑われる場合や，また挿入時は血圧上昇するため血圧上昇で全身状態が悪化するであろう病態や疾患が疑われる場合も使用は控える。内服歴の聴取では傷病者やその家族は「血をサラサラにする薬」としか言わないこともあり薬剤名が不明の場合も多く，注意が必要である。　　　　　　　　**2**

16 現場活動で初期評価として行う観察はどれか。 1つ選べ。

1. 脈拍の触知
2. 血圧の測定
3. 呼吸数の測定
4. 心電図の観察
5. SpO_2値の測定

[解答・解説]
　現場活動での「初期評価」と「全身観察／重点観察」の違いを理解する。初期評価とは，まず生命危機の状態かどうかを把握（生理学的判断）することにある。生命危機が切迫している状態はとくに緊急性が高いので迅速に行える観察方法が適当である。そのため何か器具を用いたり計測値で判断したりするものは迅速性に欠けるため，これらは初期観察の段階ではなく次の全身観察にて行う。初期評価では，脈拍は触知できるのかどうか，また触知されたならその速度は観察者自身の感覚で速すぎるのか遅すぎるのか程度の判断でよい。2～5の選択肢は，計測した数値で判断するものでありこれは次の全身観察の段階で行う。〔テキスト第10版 p.246-250〕

1

17 喉頭鏡を用いた喉頭展開時にすべての構造が確認されれば気管挿管を試みてよいのはどれか。 1つ選べ。

1. 舌　根
2. 声　門
3. 喉頭蓋
4. 咽頭後壁
5. 喉頭蓋谷

　口腔，咽頭，喉頭の解剖を熟知する。喉頭鏡で舌を左側に圧排しながら喉頭鏡のブレード先端を舌根部に進め喉頭蓋を視認する。喉頭蓋は嚥下運動に際し喉頭上部に蓋をして気管に食物が入らないようにするものである。次に喉頭蓋谷に先端を進めると喉頭蓋が展開し（持ち上がり）声門が視認できる。ただしスニッフィングポジション（sniffing position）〔テキスト第10版 p.361：図Ⅲ-2-38〕にてきちんと喉頭軸が咽頭軸などと平行に保持されないと声門全体が視認できない〔同 p.100：図Ⅱ-1-68 の d，同 p.362：写真Ⅲ-2-43〕。声門すべてが確認されればコーマック分類・グレード1〔同 p.362：表Ⅲ-2-24〕であり挿管は容易となる。〔同 p.98-100　：　図　Ⅱ-1-67〕〔同 p.360-362〕

2

18 乳酸リンゲル液に最も多く含まれている電解質はどれか。1
つ選べ。
 1．リ ン
 2．カリウム
 3．カルシウム
 4．ナトリウム
 5．マグネシウム

　現行では特定行為の範疇である静脈路確保のための輸液製剤は乳酸リンゲル液である〔テキスト第10版 p.206〕。その組成についての特徴は細胞外液補充液である。細胞外液とは〔同 p.59〕、間質液と血漿（血液から血球成分を除いた液体成分）よりなる。したがって血液の組成〔同 p.60：図Ⅱ-1-6〕と類似するためナトリウム（Na）とクロール（Cl）が多い。血管内容量の増加などを目的に投与されるが過剰投与により心不全、肺水腫の増悪をきたすこともある〔同 p.206〕。　　　　4

19 血液分布異常性ショックが起こる原因疾患はどれか。1つ選
べ。
 1．心筋症
 2．尿崩症
 3．感染症
 4．消化管出血
 5．肺血栓塞栓症

　ショックについてはその成因、分類、病態、症状などすべてにわたり必出である〔テキスト第10版 p.463-469〕。テキスト第10版では、1）循環血液量減少性ショック、2）心原性ショック、3）心外閉塞・拘束性ショック、4）血液分布異常性ショック〔同 p.469〕に分類されている。各選択肢のショックの場合では、心筋症は2）、尿崩症は1）、消化管出血は1）、また肺血栓塞栓は3）に分類される〔同 p.464：表Ⅲ-3-5〕。設問のショックの特徴は、末梢血管の拡張により血圧が低下する。皮膚血流は保たれているか、あるいは増加しているのでアナフィラキシーでは皮膚は紅潮する。感染性（敗血症性）の場合には皮膚温は温かい（warm shock）のがほかのショックとは異なる特徴である。　　　　3

20 救急蘇生統計において院外心停止の原因として最も多いのはどれか。1つ選べ。

　　1．窒　息

　　2．溺　水

　　3．心原性

　　4．交通事故

　　5．脳血管障害

21 頭蓋内圧を上昇させるのはどれか。1つ選べ。

　　1．痙　攣

　　2．頻　脈

　　3．低体温

　　4．過換気

　　5．頭部高位

22　四肢麻痺を特徴とする障害部位はどれか。 1つ選べ。

　　1．大脳半球
　　2．小　脳
　　3．頸　髄
　　4．腕神経叢
　　5．馬　尾

　運動麻痺の種類と障害部位を問う問題は頻出。通常大脳半球に病変がある場合は片麻痺が起こり，小脳病変の場合では麻痺ではなく運動失調（協調運動障害）が起こる。腕神経叢の障害は片側上肢の単麻痺の原因となる〔テキスト第10版 p.731：図Ⅲ-6-34〕。頸髄損傷では四肢麻痺をきたすが，第3頸髄より上位では呼吸停止が起こり，第3〜5頸髄以下の損傷では腹式呼吸が残るという知識もよく問われる〔同 p.730〕。四肢麻痺は通常，頸髄損傷を原因とするが，同 p.322の右下から5行目に「大脳病変で起こることがある」と記載されている。となると選択肢1．の大脳半球も正答の可能性があり試験問題的には好ましい問題とはいえない。〔同 p.322-323：図Ⅲ-2-10，p.503-506：表Ⅲ-4-16〕

3，または解答不能

23　右上腹部の痛みを特徴とする疾患はどれか。 1つ選べ。

　　1．肝硬変
　　2．大動脈瘤
　　3．尿管結石
　　4．急性胆嚢炎
　　5．食道静脈瘤

　腹痛の場合，疼痛の部位にて原因となる疾患の推測がある程度可能である。肝硬変では，末期で腹水貯留などあれば腹満などを訴えることもあるが通常腹痛はない。腹部大動脈瘤も破裂しないかぎり症状はなく，破裂した場合では腹部全体の痛みや腰痛などがある。また尿管結石で結石の陥在部位が上部尿管では腰痛があり，下部尿管では側腹部〜下腹部痛を示す。心窩部〜右上腹部痛（右季肋部痛）の場合は胃・十二指腸疾患あるいは胆道系疾患を疑う。〔テキスト第10版 p.530-531：図Ⅲ-4-6〕

4

24 成人と比較した乳幼児の特徴について正しいのはどれか。1つ選べ。

1．血圧が低い。
2．体温が低い。
3．呼吸数が少ない。
4．脈拍数が少ない。
5．身長に対する頭部の割合が小さい。

25 高齢者の特徴について適切なのはどれか。1つ選べ。

1．骨密度が高い。
2．基礎代謝量が多い。
3．体内水分量が多い。
4．自律神経調節能が高い。
5．基礎疾患保有率が高い。

26 糖尿病の治療中に低血糖となりうるのはどれか。1つ選べ。
　1．糖尿病治療薬を飲み忘れた。
　2．運動量がいつもより少なかった。
　3．食事量がいつもより少なかった。
　4．インスリンの自己注射を行わなかった。
　5．アルコールの摂取をいつもより少なくした。

[解答・解説]
　低血糖性昏睡が遷延すると予後が悪いため、現場ではあらゆる情報を総合してその存在の可能性を考慮する。内服治療薬の怠薬やインスリン自己注射の中断、また運動量が少なかったりすると血糖値は上昇する。アルコール過飲は血糖値低下をもたらす。一般的に血糖値は食事量が少ないと低血糖の原因となる。ただし他疾患などによる食欲不振で食事がとれない場合（シックデイ）、インスリン拮抗ホルモンの影響で食事量が少なくても血糖値は上昇しやすい〔テキスト第10版 p.610　＊欄外〕。選択肢3．で「食事量がいつもより少ない」とあるが、これが自発的に食事量を少なくしたのかシックデイのものなのか、どちらにもとれるので判断に苦慮する。〔同 p.608-611：表Ⅲ-5-24, 25〕
　　　　　　3，または解答不能

27 Ⅱ度熱傷と推定できる皮膚所見はどれか。1つ選べ。
　1．発　赤
　2．炭　化
　3．水疱形成
　4．痛覚消失
　5．白色変化

　熱傷深度の分類と推定法は必出である。Ⅰ度熱傷は、いわゆる日焼けなどにみられる発赤のみである。もしここに水疱を形成したならⅡ度熱傷になる。浅達性Ⅱ度の場合、自発痛は強く、もし水疱が最初から破損して表皮が剥離していれば深達性Ⅱ度となる。Ⅲ度熱傷は皮膚の知覚神経まで損傷されるため疼痛がなく、白色の羊皮紙様で、硬く伸展性のない局面となる。炭化があればⅢ度熱傷であるが最重症となる。〔テキスト第10版 p.762-763：表Ⅲ-6-11〕　3

28　外傷傷病者に対する現場活動について適切なのはどれか。1つ選べ。

1．全身観察は初期評価の前に行う。
2．頸椎カラーの装着は初期評価で行う。
3．安全確認は傷病者に接触する前に行う。
4．感染防御は傷病者に接触してから行う。
5．ロードアンドゴーとは現場で処置をせずに搬送することである。

29　外傷傷病者で緊張性気胸を疑う所見はどれか。1つ選べ。

1．腹式呼吸
2．血圧の上昇
3．頸静脈の虚脱
4．患側胸部の鼓音
5．連続性ラ音の聴取

30 覚醒剤中毒に特徴的な徴候はどれか。1つ選べ。

1．散　瞳
2．徐　脈
3．徐呼吸
4．低血圧
5．低体温

[解答・解説]

　覚醒剤は読んで字のごとく覚醒させる作用をもつため中枢神経や交感神経刺激作用の症状が出現する。身体的には興奮状態における症状であるため，呼吸は荒く（頻呼吸），脈は速くなり（頻脈），血圧は上昇し，代謝の亢進から体温は上昇して目はギラギラ（散瞳）すると覚えればたやすい。また末梢血管の収縮から四肢冷感，顔面蒼白，そして興奮しているときは口渇（口腔分泌低下）を訴えるが，空腹感を感じない（血糖上昇，腸管蠕動低下）。一方，モルヒネは副交感神経刺激で抑制系のものであり，覚醒剤とはほぼ逆の症状となる。〔テキスト第10版p.806〕　　　　**1**

C

1　60歳の男性。激しい咳嗽とともに喀血したため家族が救急要請した。

救急隊到着時観察所見：意識清明。呼吸数24/分。脈拍100/分。血圧120/80mmHg。体温38.2℃。SpO₂値94％。胸部の聴診で断続性ラ音を聴取する。

約1か月前から微熱が出ていたとのことである。

本事例の活動について適切なのはどれか。1つ選べ。

1．救急車の密閉
2．救急車内の冷房
3．保健所への報告
4．出発前の車内の消毒
5．救急隊員のN95マスク装着

2　25歳の男性。作業中に約3mの高さから落ち、頭を強打したため、同僚が救急要請した。

救急隊到着時観察所見：呼吸数16/分。脈拍72/分、整。血圧102/60mmHg。SpO₂値96％。

自発開眼している。名前、生年月日は言えるが、受傷の日時と場所は答えられない。離握手の指示に応じる。

この傷病者のGCSスコアの合計点はどれか。1つ選べ。

1．15
2．14
3．13
4．12
5．11

3　75歳の男性。慢性呼吸不全で在宅酸素療法を受けている。呼吸困難が強くなり、家族が救急要請した。

救急隊到着時観察所見：意識 JCS3。呼吸数６/分。脈拍120/分。血圧60mmHg（触診）。SpO_2値測定不能。胸郭の挙上は不十分でチアノーゼを認める。

この傷病者への対応として最初に行うのはどれか。１つ選べ。

１．酸素流量の減量
２．高流量酸素投与
３．かかりつけ医へ連絡
４．酸素供給装置の動作確認
５．自発呼吸に合わせた補助換気

［解答・解説］

在宅酸素療法を受けている傷病者が呼吸困難となり，SpO_2値が測定できずチアノーゼを認めている。胸郭の挙上は不十分で徐呼吸である。直ちに補助換気が必要である。自発呼吸が残っており，それに合わせた換気がよい。チアノーゼを認める状況で酸素流量を減らすわけにはいかない。自発呼吸は弱く，高流量酸素投与のみでは足りない。かかりつけ医への連絡や装置の動作確認は行うにしても後からでよい。〔テキスト第10版 p.430〕　**5**

4　28歳の男性。呼吸が苦しいとのことで家族が救急要請した。

救急隊到着時観察所見：意識 JCS1。呼吸数32/分。脈拍100/分。血圧150/80mmHg。SpO_2値88％。

坐位で息が苦しいと訴える。聴診では両側胸部で連続性ラ音が聴取され呼気の延長が認められる。既往症として、幼少期はたびたび呼吸困難の発作があったとのことであった。

この傷病者の疾病として最も考えられるのはどれか。１つ選べ。

１．気　胸
２．気管支喘息
３．急性喉頭蓋炎
４．肺血栓塞栓症
５．過換気症候群

呼吸苦を訴え起坐呼吸となっている。両側肺野に連続性ラ音が聴取され呼気の延長がある。このような場合，気管支喘息を考慮する。心不全でも生じることはあるが，若年であり幼少期から同じような発作があったことを考えると気管支喘息の可能性が高い。

気胸では左右差を伴った呼吸音の減弱を認める。急性喉頭蓋炎では吸気性の喘鳴を生じることが多い。肺血栓塞栓症，過換気症候群では聴診上の異常を認めないことが多い。気胸，急性喉頭蓋炎，肺血栓塞栓症はたびたびの発作を生じるものではない。〔テキスト第10版 p.561〕　**2**

5 60歳の男性。突然強い後頭部痛を訴え、嘔吐後に歩行困難となったため家族が救急要請した。

救急隊到着時観察所見：意識 JCS1。呼吸数24/分。脈拍90/分、不整。血圧180/100mmHg。めまいを訴える。四肢の麻痺は認めない。高血圧の既往があるという。

この疾患の根本治療に対応する主たる診療科はどれか。1つ選べ。

1．外　科
2．耳鼻咽喉科
3．消化器内科
4．循環器内科
5．脳神経外科

6 35歳の男性。ハチに刺された後に苦しそうにしているとの救急要請があった。

救急隊到着時観察所見：意識 JCS20。呼吸数32/分。脈拍100/分、整。血圧60/40mmHg。不穏状態で呼吸困難を訴える。全身の皮膚が紅潮し眼瞼は浮腫状である。

この傷病者への対応でまず行うのはどれか。1つ選べ。

1．静脈路確保
2．刺創部の冷却
3．ブドウ糖投与
4．経口エアウエイによる気道確保
5．自己注射用アドレナリン所持の確認

7 68歳の女性。食事中に普段と様子が違うとのことで家族が救急要請した。

救急隊到着時観察所見：意識 JCS1。呼吸数16/分。脈拍78/分、不整。血圧136/92mmHg。SpO$_2$値97％。瞳孔不同はない。顔面のゆがみと左半身の筋力低下を認める。頭痛の訴えはない。心電図モニター波形（別冊 No. 1）を示す。

この傷病者に最も考えられる病態はどれか。1つ選べ。

1. 脳梗塞
2. 心不全
3. 脳出血
4. 心筋梗塞
5. くも膜下出血

```
別　冊
No. 1
心電図モニター波形
```

8 80歳の男性。昼食後に強い腰痛を訴え、家族が救急要請した。

救急隊到着時観察所見：意識 JCS10。呼吸数32/分。脈拍140/分。血圧72/40mmHg。SpO$_2$値測定不能。皮膚蒼白で冷汗を認める。

この傷病者でまず疑うべき疾患はどれか。1つ選べ。

1. 尿管結石
2. 急性膵炎
3. 急性心筋梗塞
4. 脊柱管狭窄症
5. 腹部大動脈瘤破裂

9 75歳の男性。乗用車運転中に電柱と衝突したため目撃者が救急要請した。

救急隊到着時観察所見：意識 JCS1。呼吸数12/分。脈拍48/分、整。血圧75/400mmHg。SpO₂値93%。

頸静脈の怒張はない。体幹皮膚には冷汗と湿潤とを認めない。呼吸音の左右差はなく、皮下気腫は認めない。腹式呼吸で、両上下肢の運動麻痺を認める。

この傷病者で最も考えられる病態はどれか。1つ選べ。

1．心原性ショック

2．敗血症性ショック

3．神経原性ショック

4．循環血液量減少性ショック

5．心外閉塞性・拘束性ショック

　交通事故を負った傷病者が、両上下肢の運動麻痺を呈し、胸式呼吸が消え腹式呼吸のみになっている。頸髄損傷を疑う状況である。血圧は低下しているものの、徐脈であり、皮膚の冷感と湿潤を認めないことから神経原性ショックをきたしていると考えられる。

　末梢血管の拡張に伴う血液分布異常が主な原因であり、心原性の関与は低い。敗血症を疑う状況ではない。頻脈、冷感、湿潤をいずれも認めておらず循環血液量が減少している可能性は低い。呼吸音の左右差はなく緊張性気胸は否定的であり、頸静脈の怒張もないことから心外閉塞性・拘束性が原因である可能性も低い。〔テキスト第10版 p.730〕 **3**

10 63歳の男性。某年7月某日、午前11時頃、山で倒れているのを通行人が発見し救急要請した。

救急隊到着時観察所見：意識 JCS100。呼吸数32/分。脈拍188/分。血圧60mmHg（触診）。体温39.6℃。明らかな麻痺や痙攣はない。体表は乾燥しており、外気温は35℃である。直近の救急病院までの搬送に1時間を要する見込みである。

この傷病者への対応として適切なのはどれか。1つ選べ。

1．全身固定を行う。

2．冷水を飲ませる。

3．血糖値を測定する。

4．声門上気道デバイスの指示要請を行う。

5．乳酸リンゲル液を用いた静脈路確保及び輸液の指示要請を行う。

　7月の暑い時期に意識障害をきたし、体温が39.6℃まで上昇している。熱中症を疑う状況である。山で倒れていることから感染症などによる高熱の可能性は低い。血圧は低く、皮膚も乾燥している。高度の脱水による循環血液量減少性ショックを疑う。乳酸リンゲル液を用いた静脈路確保および輸液のよい適応であり、医師に指示要請が必要だろう。

　脊椎・脊髄損傷を懸念するような外傷を示唆する情報はなく全身固定の必要はない。意識障害があり誤嚥のリスクが高いため経口摂取は避ける。低血糖など血糖の異常を示唆する情報はない。呼吸停止状態ではなく声門上気道デバイスの適応はない。〔テキスト第10版 p.815-820〕 **5**

D

1 80歳の男性。119番を覚知したが何を言っているのかよく理解できなかった。救急出動したところ「私は脳出血（ウェルニッケ領域）の後遺症があります」と書いたメモを持って玄関で立っていた。

救急隊到着時観察所見：呼吸数18/分。脈拍86/分。血圧140/76mmHg。具合の悪いところを尋ねると意味不明な答えが返ってくる。

この傷病者とのコミュニケーションで適切なのはどれか。1つ選べ。

1．言い間違いを正す。
2．身振り手振りを加える。
3．耳元で大きな声で話す。
4．五十音表を使ってもらう。
5．オープンクエスチョンを使う。

2 54歳の男性。自宅で意識がなく倒れているところを家族が発見ししばらく様子を見ていたが嘔吐したため救急要請した。

救急隊到着時観察所見：意識JCS100。呼吸数24/分。脈拍84/分、整。血圧170/100mmHg。体温36.5℃。SpO₂値94％。口周囲に吐物痕を認め、現場活動中にも嘔吐があった。

この傷病者の搬送中の体位として適切なのはどれか。1つ選べ。

1．仰臥位
2．側臥位
3．ショック体位
4．ファウラー位
5．セミファウラー位

3　爆発事故により多数傷病者が発生した。一次トリアージが終わり緑色エリアの傷病者10名のうち1名をDMAT医師が二次トリアージした。

　　傷病者観察所見：82歳の男性。意識清明。呼吸数28/分。脈拍110/分。血圧160/80mmHg。SpO$_2$値92％。右前腕の変形、両下腿の擦過傷、顔面の熱傷と嗄声とを認める。医師がタグを緑色から赤色に変更した。

　　この判断根拠はどれか。1つ選べ。

　　1．82歳

　　2．脈拍110/分

　　3．SpO$_2$値92％

　　4．右前腕の変形

　　5．顔面の熱傷と嗄声

4　7歳の男児。朝より38℃の発熱。夕方になり呼吸困難が出現したため、母親が救急要請した。

　　救急隊到着時観察所見：意識JCS3。呼吸数32/分。脈拍120/分、整。SpO$_2$値93％。時々、膿のかたまりのような痰を排出する。シーソー様の胸郭運動が認められる。

　　この傷病者の聴診上、雑音が最も強く聴取される場所とタイミングで正しいのはどれか。1つ選べ。

　　1．頸部吸気時

　　2．頸部呼気時

　　3．前胸部吸気時

　　4．前胸部呼気時

　　5．前胸部吸気時および呼気時

[解答・解説]

　二次トリアージの赤タグを判断する設問。傷病者10名は歩行可能であり，すでに一次トリアージで緑タグに分類されている。医師による二次トリアージでは，主に①解剖学的異常，②受傷機転，③要配慮者（災害弱者）かどうか，を評価する。顔面熱傷と嗄声は気道熱傷を疑う所見であるため窒息の危険が高く，処置・治療を急ぐ必要がある（選択肢5）。右前腕の変形は骨折を疑う所見だが，活動性の外出血がなければ前腕骨折そのものに生命の危機はない（選択肢4）。脈拍，SpO$_2$値はいずれも重症度・緊急度判断基準で中等症以下である（選択肢2，3）。年齢（82歳）は③要配慮者（災害弱者）に該当するが，①解剖学的異常（気道熱傷）を優先する（選択肢1）。〔テキスト第10版 p.239：図Ⅲ-1-11〕　**5**

　呼吸困難の身体所見を問う設問。呼吸数と脈拍はいずれも重症度・緊急度判断基準で重症以上の所見である。シーソー呼吸は上気道の狭窄・閉塞（上気道異物）の所見であり，膿性痰，高熱とあわせて細菌感染による急性喉頭蓋炎を疑う。上気道の狭窄・閉塞では，シーソー呼吸以外にも努力呼吸や陥没呼吸を生じる。喘鳴は聴診器を使用しなくても聴取できるが，聴診では吸気時に頸部でもっとも強い雑音を聴取する（選択肢1）。気管異物では呼気時に前胸部で雑音を聴取する（選択肢4）。気管支異物では胸郭運動の左右差を生じる。気道疾患では頸部の呼気雑音（選択肢2）や前胸部の吸気雑音（選択肢3，5）は生じない。傷病者には酸素投与を行い，刺激を与えないよう注意して安静を保ち，楽な姿勢をとらせて搬送する。〔テキスト第10版 p.307，560：図Ⅲ-5-6，p.652：表Ⅲ-5-39〕　**1**

5　73歳の男性。自宅の階段の踊り場で意識がなく倒れているところを家族が発見し、救急要請した。

救急隊到着時観察所見：意識清明。呼吸数16/分。脈拍70/分、整。血圧100/80mmHg。SpO₂値96％。心臓弁膜症で通院中、以前にも同様の一過性意識消失のエピソードがあり、突然死の可能性を示唆されている。心音を聴取したところ第3肋間胸骨右縁に収縮期雑音を認める。

この傷病者の心臓の異常部位と考えられるのはどれか。1つ選べ。

1．三尖弁
2．肺動脈弁
3．僧帽弁
4．大動脈弁
5．冠動脈

6　20歳の男性。他人から暴力を受けたため同僚が救急要請した。

救急隊到着時観察所見：救急隊員の呼びかけに対して、容易に開眼する。呼吸数24/分。脈拍98/分、整。血圧110/72mmHg。腹部に圧痛、反跳痛および腹壁緊張を認める。

緊急度が高いと判断すべき所見はどれか。1つ選べ。

1．受傷機転
2．意識状態
3．呼吸数
4．脈　拍
5．腹部所見

7　78歳の女性。夜食を食べている際、急に意識を失ったため、家族が救急要請した。

　救急隊到着時観察所見：意識清明。呼吸数16/分。脈拍90/分。血圧120/80mmHg。SpO$_2$値98％。特に症状を訴えない。過去にも同様の発作を経験している。心電図モニター波形（別冊No. 2）を示す。不整脈と高脂血症の薬を服用している。

　この病態に関係すると考えられる、この心電図上の異常所見はどれか。1つ選べ。

　　1．P波消失
　　2．異常Q波
　　3．ST上昇
　　4．テント状T波
　　5．QT延長

```
┌─────────────────────┐
│      別　冊         │
│      No. 2          │
│  心電図モニター波形  │
└─────────────────────┘
```

［解答・解説］

　失神の原因を判断する設問。傷病者の意識およびバイタルサインはいずれも重症度・緊急度判断基準で中等症以下である。心電図は、すべてのQRS波がP波を伴っており（選択肢1）、RR間隔は規則正しく15mm間隔（0.6秒）で並んで不整はない。異常Q波、ST上昇、テント状T波はいずれも認めない（選択肢2、3、4）。QT間隔は実測で11mm（0.44秒）、RR間隔から補正QT間隔（QTc間隔）を計算すると0.57秒となり延長している（選択肢5）。救急現場ではQT延長に気づかない場合が多いが、RR間隔の中点よりも右にT波がある場合はQT延長と判断してよい。QT延長症候群では、トルサードドポアンツ型の心室頻拍や心室細動を生じやすく、失神や痙攣の原因となるほか、突然死のリスクがある。〔テキスト第10版p. 574〕　　　　**5**

8　20歳の男性。乗用車運転中、側方からの衝突で受傷し、通行人が救急要請した。

救急隊到着時観察所見：意識 JCS10。呼吸数24/分。脈拍72/分、整。血圧110/70mmHg。体温35.5℃。SpO₂値98％（室内気）。両上肢に変形はないがしびれを訴えている。首を右に傾けており、頸椎を中間位にしようとすると痛がる。

この傷病者に対する処置で適切なのはどれか。1つ選べ。

1．下肢は挙上して固定する。
2．両上肢をシーネ固定する。
3．バックボードの使用は禁忌である。
4．頸部についてはそのままの状態で固定する。
5．用手的に頭部を十分引っ張りながら中間位にする。

9　82歳の男性。夕食中食物を喉に詰まらせ苦しがっていると、家族が救急要請した。

　救急隊到着時観察所見：意識 JCS10。呼吸数24/分。脈拍110/分、整。SpO_2値90％。呼びかけに反応あるも発声できず。直ちに背部叩打法を実施するも改善しなかった。反応が無くなったため床に寝かせ、腹部突き上げ法を実施した。口腔内に異物を視認し、指拭法で除去したが、換気不良のため喉頭鏡とマギール鉗子によって咽頭から異物を除去した。

　誤った手順はどれか。1つ選べ。

1．直ちに背部叩打法を実施
2．床に寝かせ
3．腹部突き上げ法を実施
4．指拭法で異物除去
5．喉頭鏡とマギール鉗子によって咽頭から異物を除去

10　60歳の女性。自宅で卒倒したため、家族が救急要請した。

　救急隊到着時、傷病者は自宅居室内で仰臥位でおり、家族が見守っていた。傷病者の反応を確認したところ、返答や仕草は認められなかった。

　この傷病者に行う対応として正しいのはどれか。**2つ選べ。**

1．脈拍の確認
2．直ちに人工呼吸
3．直ちに胸骨圧迫
4．直ちに AED 装着
5．呼吸の有無の確認

［解答・解説］

　上気道異物（窒息）の処置を問う設問。傷病者は意識があるが、発語できないので気道の完全閉塞と判断する。直ちに背部叩打法、あるいは腹部突き上げ法・胸部突き上げ法を行う（選択肢1）。処置中に傷病者が意識を失った場合は、直ちに仰臥位にして（選択肢2）、腹部突き上げ法ではなく胸骨圧迫を開始する（選択肢3）。この胸骨圧迫は気道異物除去を期待して行うもので、胸部突き上げ法と目的は同じである。心肺停止による適応ではないので、頸動脈の触知は不要である。速やかに喉頭展開して気道異物を視認する。異物を視認できる場合は、マギール鉗子あるいは吸引で異物を除去する（選択肢5）。喉頭展開するまでもなく口腔内に異物が視認できる場合は、指拭法を試みてもよい（選択肢4）。〔テキスト第10版 p.809〕　　　**3**

　意識を失った傷病者に対する処置を判断する設問。初期評価で傷病者の反応がないと判断した場合は、気道確保を行って呼吸の有無を確認する（選択肢5）。同時に、頸動脈の触知を行って脈の有無を確認する（選択肢1）。呼吸・脈ともに認めない場合は、心肺蘇生法を開始する（選択肢2、3）。半自動式除細動器を装着して（選択肢4）、心電図で適応を確認したら直ちに除細動を行う。〔テキスト第10版 p.420-421：図Ⅲ-2-70〕　　　**1と5**

11 中年の男性が目前で突然倒れ、目撃者が救急要請した。

　救急隊到着時観察所見：意識 JCS300。頸動脈の拍動を触知しない。浅く不規則な胸部の動きを認める。

　直ちに行うべき対応はどれか。1つ選べ。

　1．回復体位
　2．胸骨圧迫
　3．高流量酸素投与
　4．経口エアウエイ挿入
　5．バッグ・バルブ・マスク換気

[解答・解説]

　意識を失った傷病者に対する処置を判断する設問。初期評価で傷病者には反応がない。気道確保を行って呼吸の有無を確認すると、死戦期呼吸（浅く不規則）であるため呼吸停止と判断する。頸動脈の拍動を触知しない。呼吸・脈ともに認めないため、心肺蘇生法を開始する。直ちに胸骨圧迫を開始して（選択肢2）、バッグ・バルブ・マスクの準備ができたら30：2で人工呼吸を行う（選択肢3、5）。半自動式除細動器を装着して、心電図で適応を確認したら直ちに除細動を行う。バッグ・バルブ・マスク換気が良好なら経口エアウエイは不要である（選択肢4）。心肺蘇生法は仰臥位で行う（選択肢1）。〔テキスト第10版 p.306, 420-421：図Ⅲ-2-70〕　　　　　　　　　**2**

12 集中豪雨による浸水被害で大規模停電中のA地区。在宅で何らかの医療処置を受けている療養者、またはその家族から午後5時に複数件の救急要請があった。現在、雨脚は弱まっているが朝まで激しく降り続く様子。電力会社からは24時間以内の復旧は困難との情報を得ている。複数件の要請を図（別冊 No. 3）に示す。

　対応の優先順位が最も高いのはどれか。1つ選べ。

　1．A
　2．B
　3．C
　4．D
　5．E

```
別　冊
No. 3
図
```

　通報内容から、救急出場の優先度（コールトリアージ）を判断する設問。A：在宅中心静脈栄養療法、B：在宅持続導尿、C：在宅人工透析療法（腹膜透析）、D：在宅酸素療法、E：在宅人工呼吸療法のうち、停電によってもっとも大きな影響を受ける可能性があるのは、電源が必要なE（選択肢5）である。ただし、いずれの在宅医療も、停電とは関係なく、重症度・緊急度が高い病態を生じる可能性はあるので、コールトリアージは具体的な通報内容にもとづいて判断する。〔テキスト第10版 p.429-435〕　　　　　　**5**

13　82歳の男性。鼻血が止まらないため家族が救急要請した。

　　救急隊到着時観察所見：意識清明。呼吸数32/分。脈拍128/分、不整。血圧92/40mmHg。体温35.8℃。SpO$_2$値98％。眼瞼結膜は蒼白で眼球結膜に黄染はない。

　　心房細動の既往があり近医から脳梗塞を予防する目的で抗凝固薬が処方されているとのことを聴取する。2週前から夏の暑さで食欲不振となりあまり飲食できなくなったが内服薬は規則正しく服用していたとのことである。

　　この傷病者の鼻血の原因として最も考えられるのはどれか。1つ選べ。

　　1．肝硬変
　　2．血小板減少症
　　3．内服薬効果過剰
　　4．ビタミンC欠乏
　　5．DIC〈播種性血管内凝固症候群〉

[解答・解説]

　出血傾向の原因を判断する設問。呼吸数と脈拍数は重症度・緊急度判断基準で重症以上である。眼瞼結膜は蒼白であり、循環血液量減少性ショックと判断する。抗凝固薬は、心房細動によって生じる心内血栓や、深部静脈血栓などの静脈血栓を予防するために使用する。代表的な抗凝固薬であるワルファリンは、ビタミンKを豊富に含む食品（納豆、肉、緑黄色野菜など）によって作用が阻害される。このため、食欲不振が続くと作用が増強する（選択肢3）。ただし、現在は、食事の影響を受けない直接作用型経口抗凝固薬（DOAC）を処方する場合が多い。眼球黄染（黄疸）を伴う出血傾向では肝硬変を疑う（選択肢1）。血小板減少症や壊血病、DICを疑う身体所見はない（選択肢2、4、5）。〔テキスト第10版 p.208、618〕　　**3**

14 70歳の女性。国際線降機時、突然呼吸困難を訴えて倒れたため、職員が救急要請した。

救急隊到着時観察所見：意識 JCS20。呼吸数32/分。脈拍120/分。血圧100/70mmHg。SpO_2値88％。口唇チアノーゼあり。酸素投与下（10L/分リザーバマスク）の SpO_2値92％。呼吸音左右差なし、雑音なし。頸静脈怒張あり。

この傷病者の SpO_2値低下の機序はどれか。 1つ選べ。

1．拡散障害
2．上気道の狭窄
3．下気道の狭窄
4．呼吸筋の麻痺
5．換気血流比異常

15　7歳の女児。友達の家に遊びに行き手作りクッキーを食べた後に気分不良を訴えた。友達の母が口唇の浮腫、全身の紅潮に気づき、女児が息が苦しいと訴えたために直ちに救急要請した。

　救急隊到着時観察所見：意識 JCS20。呼吸数32/分、努力様。脈拍124/分、整。血圧76/40mmHg。SpO₂値92％。皮膚は温かい。

　この病態の特徴はどれか。1つ選べ。

1．中心静脈圧が上昇している。
2．循環血液量が増加している。
3．血管透過性が亢進している。
4．末梢血管抵抗が上昇している。
5．心臓の拡張が制限されている。

[解答・解説]

　アナフィラキシーの病態を判断する設問。傷病者の呼吸数と脈拍数，血圧は重症度・緊急度判断基準で重症以上の所見である。直ちにリザーバー付き酸素マスクで高流量酸素投与を行う。『アナフィラキシーガイドライン2022』では，皮膚・粘膜症状に加えて呼吸不全，ショック，消化器症状のいずれか1つがあればアナフィラキシーと判断する。傷病者には皮膚・粘膜症状に加えて呼吸不全およびショックを認める。アナフィラキシーでは血管透過性が亢進して浮腫を生じる（選択肢3）。末梢血管抵抗は低下する（選択肢4）。血液分布異常性ショックを生じるため，循環血液量は著しく減少する（選択肢1，2）。心タンポナーデや緊張性気胸では心臓の拡張が制限される（選択肢5）。〔テキスト第10版 p.391：表Ⅲ-2-30，p. 464：表Ⅲ-3-5, p.619-621〕　**3**

16　76歳の男性。5年前から週3回の人工透析を行っている。診療所から、透析をはじめようとした患者が意識がなくなったため職員が救急要請した。

　救急隊到着時観察所見：意識 JCS300。呼吸なし。頸動脈拍動触知せず。心電図モニター波形（別冊 No. 4）を示す。

　原因として最も可能性が高いのはどれか。1つ選べ。

　1．高カリウム血症
　2．低ナトリウム血症
　3．高カルシウム血症
　4．高アンモニア血症
　5．低マグネシウム血症

```
別　冊
No. 4
心電図モニター波形
```

17 91歳の男性。餅を食べている際に発声不能となり、家族が救急要請した。

救急隊到着時観察所見：意識なく頸動脈触知せず心肺蘇生を開始した。喉頭展開しマギール鉗子で餅を除去し頸動脈は触知可能となったが、自発呼吸は認めない。心電図モニター波形（別冊 No. 5）を示す。

直ちに行うべき処置はどれか。1つ選べ。

1．気管挿管
2．胸骨圧迫
3．静脈路確保
4．バッグ・バルブ・マスク換気
5．声門上気道デバイスによる気道の確保

```
別　冊
No. 5
心電図モニター波形
```

[解答・解説]
　心肺蘇生の処置を判断する設問。窒息で意識を失った傷病者に対して，心肺停止と判断して心肺蘇生法を開始した。異物（餅）を除去した後，頸動脈の拍動を触知できる場合は胸骨圧迫を中断する（選択肢2）。自発呼吸がない場合は人工呼吸を継続して行う（選択肢4）。気管挿管の適応は呼吸停止かつ心機能停止なので適応がない（選択肢1）。心肺停止後の静脈路確保の適応は呼吸停止または心機能停止なので適応はあるが，アドレナリン投与の適応がないので静脈路確保は不要である（選択肢3）。声門上気道デバイスの適応は呼吸停止または心機能停止なので適応はあるが，実施するかどうかは病態に応じて判断する（選択肢5）。〔テキスト第10版 p.351，358，383，389〕4

18 75歳の女性。朝に意識を失っているのを家族が発見して救急
要請した。

　救急隊到着時観察所見：意識JCS100。呼吸数6/分。脈拍
72/分、整。血圧166/94mmHg。体温34.5℃。SpO₂値92％（酸素
2L/分投与中）。四肢の麻痺は認めない。「慢性肺疾患で在宅酸
素療法中で前回の受診時より酸素投与量が増量された」と家族
から聴取した。

　この傷病者の意識障害の原因として最も考えられるのはどれ
か。1つ選べ。

1．低血糖
2．低体温
3．低酸素血症
4．電解質異常
5．高二酸化炭素血症

19 64歳の男性。庭木の剪定中に2mの高さの脚立から転落し、
隣人が救急要請した。

　救急隊到着時観察所見：意識清明。呼吸数24/分。脈拍84/
分。血圧144/86mmHg。SpO₂値98％。瞳孔径3mm/3mm。対
光反射は両側迅速。左側頭部に裂傷を認め、後頸部から背部に
疼痛を訴えている。上肢に麻痺はなく離握手も可能だが、両下
肢を動かせない。

　予想される損傷部位はどこか。1つ選べ。

1．大　脳
2．脳　幹
3．頸　髄
4．胸　髄
5．末梢神経

20　57歳の男性。安静時に胸が締め付けられる痛みが出現し60分以上持続するため、家族が救急要請した。

　　救急隊到着時観察所見：意識清明。呼吸数20/分。脈拍72/分、整。血圧142/60mmHg。体温36.2℃。SpO₂値98％。高脂血症と高血圧とで内服治療中である。

　　以前からも安静時に同様の痛みを自覚していたが、5分程度で消失していたとのことである。

　　この傷病者に現場でみられる特徴的な心電図所見はどれか。1つ選べ。

1．P波の消失
2．P-Q間隔の延長
3．異常Q波
4．STの上昇
5．T波の陰性化

[解答・解説]
　急性冠症候群の病態を判断する設問。突然の、持続する胸痛は急性冠症候群を疑う。傷病者の意識およびバイタルサインはいずれも重症度・緊急度判断基準で中等症以下である。狭心症の既往があること、胸痛の持続時間が60分以上と長いことから、急性心筋梗塞を疑う。発症から数時間経過すると、梗塞部位に対応した心電図誘導にST上昇を生じる（選択肢4）。発症から半日以上経過すると異常Q波を生じる（選択肢3）。発症から数日経過すると冠性T波を生じる（選択肢5）。心房細動ではP波が消失する（選択肢1）。房室ブロックではPQ間隔が延長する（選択肢2）。急性心筋梗塞は重症以上と判断するが、ショックがなければ酸素投与は不要である。湿性ラ音がなければ傷病者が楽な姿勢で搬送する。〔テキスト第10版 p.580：図Ⅲ-5-28〕　　4

21　70歳の男性。咳とともに血を吐いたため家族が救急要請した。
　　救急隊到着時観察所見：意識 JCS10。呼吸数32/分。脈拍
116/分。血圧100/70mmHg。SpO₂値78％。周囲の床にはコップ
2杯分ほどの鮮紅色の血だまりがある。胸部聴診にて両肺のラ
音が認められる。直ちに高流量酸素投与を開始したが、SpO₂値
は84％であった。
　　次に行うべき対応について適切なのはどれか。1つ選べ。
　　1．補助換気を行う。
　　2．鼻根部を圧迫する。
　　3．ショック体位にする。
　　4．傷病者に N95マスクを装着する。
　　5．静脈路確保と輸液の指示を要請する。

[解答・解説]
　吐血・喀血の処置を判断する設問。吐血と喀血を区別するのは難しいが、咳嗽を伴う場合、あるいは血液の性状が泡沫状・鮮紅色の場合は喀血を疑う。傷病者は咳に伴って鮮紅色の血液を吐いており、両肺野に湿性ラ音を認めることから、喀血の可能性が高い。喀血の原因は気管支拡張症、次いで結核が多い。傷病者の呼吸数および SpO₂値は重症度・緊急度判断で重症以上の所見である。高流量酸素投与を行っても SpO₂値は84％と著しく低いため、バッグ・バルブ・マスクによる補助換気が必要である（選択肢1）。喀血が大量の場合は口腔内吸引を行って窒息を防止する。呼吸が安定している場合は感染防止のためサージカルマスクを装着させる（選択肢4）。循環血液量減少性ショックはない（選択肢3、5）。鼻出血はない（選択肢2）。
〔テキスト第10版 p.516-518〕**1**

22 62歳の男性。仕事中に突然の意識消失があったため同僚が救急要請した。

　救急隊到着時観察所見：意識 JCS 1 。呼吸数20/分。SpO$_2$値90％。痙攣はみられない。以前にも同様のエピソードがあり、心疾患を指摘されている。

　この病態を生じる心電図モニター波形（別冊 No. 6）はどれか。1つ選べ。

1．A
2．B
3．C
4．D
5．E

```
┌─────────────────────┐
│        別　冊        │
│       No. 6         │
│  心電図モニター波形    │
└─────────────────────┘
```

[解答・解説]
　失神の原因を判断する設問。傷病者のSpO$_2$値は重症度・緊急度判断基準で重症以上である。リザーバー付き酸素マスクで高流量酸素投与を行う。心電図A：洞性徐脈（心拍数36/分），B：1度房室ブロック（心拍数36/分），C：モビッツⅡ型2度房室ブロック（心拍数60/分），D：心室性補充調律（心室性不整脈）を伴う完全房室ブロック（心拍数36/分），E：上室性期外収縮（上室性不整脈，心拍数48/分）のうち，危険な心室性はDである（選択肢4）。また，救急現場で気づくべき危険な心室性不整脈としてはLown分類グレード3（多源性），4（連発），5（R on T）がある。〔テキスト第10版 p.578：図Ⅲ-5-17, 19, 21, p.579：図Ⅲ-5-22〕　　　　4

23 66歳の男性。急にドキドキしたため、救急要請した。

　救急隊到着時観察所見：意識 JCS 2 。呼吸数12/分。顔面蒼白で冷汗を認める。血圧68/40mmHg。SpO$_2$値88％。心電図モニター波形（別冊 No. 7）を示す。直ちに AED の電極パッドを貼付した。

　この傷病者への適切な対応はどれか。1つ選べ。

1．起坐位
2．下肢挙上
3．酸素投与
4．電気ショック
5．静脈路確保および輸液の指示要請

```
┌─────────────────────┐
│        別　冊        │
│       No. 7         │
│  心電図モニター波形    │
└─────────────────────┘
```

　ショックの処置を判断する設問。初期評価で傷病者にはショック症候（顔面蒼白，冷汗）を認めるため重症以上と判断する。リザーバー付き酸素マスクで高流量酸素投与を行う（選択肢3）。バイタルサインのうち，血圧およびSpO$_2$値は重症以上の所見である。おそらく橈骨動脈の拍動は触知できないだろう。心電図では心室頻拍を認めるため，ショックの原因は心原性である。頸動脈の拍動が触知できなくなったら，直ちに胸骨圧迫を開始するとともに除細動を行う（選択肢4）。不整脈による心原性ショックは仰臥位で管理する（選択肢1，2）。心原性ショックなので心肺停止前の輸液の適応はない（選択肢5）。〔テキスト第10版 p.464：表Ⅲ-3-5, p.467, 577：図Ⅲ-5-13〕　　　　3

24 85歳の女性。突然、腹部に激痛が出現し痛みが治まらないため家族が救急要請した。

救急隊到着時観察所見：意識JCS1。呼吸数28/分。脈拍108/分、不整。血圧178/98mmHg。SpO₂値96％。これまでに経験したことのない持続痛だと訴えているが、腹部は平坦で柔らかく反跳痛も認めない。心房細動と僧帽弁狭窄症とで通院加療中である。

この傷病者で最も疑われる病態はどれか。1つ選べ。

1．胃穿孔
2．腸管虚血
3．小腸閉塞
4．感染性胃腸炎
5．下部消化管出血

25　43歳の男性。夕食後、突然に激しい右腰背部痛を訴えたため妻が救急要請した。

　救急隊到着時観察所見：意識清明。呼吸数24/分。脈拍80/分。血圧110/70mmHg。SpO₂値98％。体温36.2℃。身動きできないような痛みが数分続いたが、救急隊到着前には痛みが消失し、排尿したところ淡血性色であったことを聴取した。

　この傷病者で最も疑われる疾患はどれか。1つ選べ。

1．膀胱炎
2．尿管結石
3．急性膵炎
4．急性腎盂腎炎
5．腹部大動脈瘤破裂

［解答・解説］
　腰部・背部痛の病態を判断する設問。腰部・背部痛では、筋・骨格系疾患以外の内因性疾患に注意する。大動脈解離、大動脈瘤破裂、腎盂腎炎、尿管結石、急性膵炎などを念頭に置く。傷病者の意識およびバイタルサインは重症度・緊急度判断基準で中等症以下である。痛みは突然生じて短時間で消失しており、血尿があることから尿管結石の可能性が高い（選択肢2）。結石の嵌頓が短時間で解除されたのだろう。ただし、結石は腎盂に複数ある場合が多く、しばしば再発するため、泌尿器科を受診したほうがよい。急性腎盂腎炎では悪寒戦慄を伴う高熱を生じる（選択肢4）。傷病者に腹膜刺激症状はない（選択肢3）。膀胱炎では腰部・背部痛を生じない（選択肢1）。傷病者の腹部に拍動性腫瘤はなく、ショックの身体所見もない（選択肢5）。〔テキスト第10版 p.537-538、602〕　　**2**

26 24歳の男性。糖尿病でインスリンの自己注射を行っている。昨夜夕食を摂らなかったため食後のインスリンを使用しなかった。今朝から悪心・嘔吐が出現したため自ら救急要請した。

救急隊到着時観察所見：意識JCS1。呼吸数24/分。脈拍124/分。血圧80/40mmHg。SpO$_2$値100%。

この病態に特徴的な症候はどれか。1つ選べ。

1．振戦
2．黄疸
3．高体温
4．甘い呼気臭
5．下腿の浮腫

[解答・解説]
インスリンの自己注射を行っている傷病者が，食事摂取できなかったことを理由にその注射をせず，翌朝に悪心・嘔吐が生じている。このような場合，糖尿病ケトアシドーシスの可能性を考える。食事量が少なくても逆に血糖値は上昇する場合が多い。

そうであれば，速く深い規則正しい呼吸（クスマウル呼吸）と，甘酸っぱいフルーツ様のアセトン臭の呼気を認める可能性が高くなる。低血糖を疑う状況なら振戦を認める場合がある。黄疸，高体温，下腿の浮腫とくに関連する情報はない。〔テキスト第10版 p.315, 610-611〕**4**

27 16歳の男性。午後の体育授業中に激しい腹痛を訴え、嘔吐を繰り返したため教員が救急要請した。

救急隊到着時観察所見：意識JCS1。呼吸数24/分。脈拍116/分、整。血圧94/62mmHg。SpO$_2$値96%。体温36.8℃。幼少期に小麦アレルギーがあり、昼食にうどんを食べたことを聴取した。

この傷病者の腹痛の原因として最も考えられるのはどれか。1つ選べ。

1．胃潰瘍
2．精巣捻転症
3．急性虫垂炎
4．アナフィラキシー
5．鼠径ヘルニア嵌頓

小麦アレルギーのある者が，うどん摂取後に運動し，消化器症状（激しい腹痛と嘔吐）と循環器症状（血圧の低下：ただし年齢を考えると94mmHgは日ごろの血圧と比較して判断する必要がある）を生じている。運動を契機としたアナフィラキシーを疑う状況である。食物依存性運動誘発アナフィラキシーは，特定の食物摂取後1～2時間以内に運動したときに発症するものである。

胃潰瘍も食後に腹痛を生じるが，アレルギーとの関連は少なく，嘔吐する場合は，吐物に血液を含むことが多い。精巣捻転症も嘔吐を伴うことがあるが，腹痛ではなく強い陰嚢部痛を生じる。急性虫垂炎でも腹痛，嘔吐を生じるが運動とは直接関連がない。鼠径ヘルニア嵌頓では鼠径部の膨隆とその周辺の痛みを生じる。〔テキスト第10版 p.620-621〕**4**

28 68歳の男性。自宅で就寝中に豪雨により裏山が崩れ、下肢が家具の下敷きになり、家族が救急要請した。

救急隊到着時観察所見：意識清明。呼吸数32/分。脈拍84/分、整。血圧106/72mmHg。SpO$_2$値96％。救出までに2時間程度かかるため、輸液を行い救出した。救出後の心電図モニター波形（別冊 No.8）を別に示す。

この心電図異常の原因はどれか。1つ選べ。

1．低血糖
2．低体温
3．低酸素血症
4．細胞内成分流出
5．循環血液量減少

```
別　冊
No. 8
心電図モニター波形
```

29 生後3か月の乳児。呼吸が止まっているため、母親が救急要請した。

救急隊到着時観察所見：意識JCS300。心肺停止状態。心電図波形は心静止。体温35.0℃。皮膚は蒼白である。外表の異常は認めない。

22：00に哺乳させ、いつも通りにベビーベッドに寝かせ、母親は23：00に乳児の隣のベッドで就寝したとのことである。翌朝に哺乳をさせようとした時に顔色が悪く、呼吸をしていないことに母親が気付いた。

この病態について発生のリスク因子となるのはどれか。1つ選べ。

1．母乳栄養
2．うつ伏せ寝
3．両親の飲酒
4．成熟児（正常な出生体重児）
5．満期産児（予定日通りの出生）

30 89歳の男性。熱があり元気がないと家族が救急要請した。家族の話では「最近認知症の症状が出てきた。」という。名前、日付、居る場所は正しく答えられる。朝食の内容は具体的には答えられないが、いつもと同じだったと返答する。介助なくパジャマから外出着に着替え、医療機関への搬送について本人に話すと、怪訝な顔をしている。

　　考えられる症候はどれか。1つ選べ。

　1．せん妄
　2．アパシー
　3．見当識障害
　4．実行機能障害
　5．近時記憶障害

[解答・解説]
　朝食の内容を答えられず、「いつもと同じだった」と述べている。医療機関に搬送されたことの記憶も不確かのようだが、怪訝な顔をしている。これらは忘れていることを取りつくろうとするふるまいである可能性を考えると、家族の話のとおり認知症の症状が出ていると考えてよいだろう。数分から数日の記憶が障害される近時記憶障害の状態である。

　せん妄とは、軽度の意識障害に幻覚、妄想、興奮などを伴う状態をいう。アパシーとは、普通なら感情が動かされることに対して関心がわかない状態をいう。名前、日付、いる場所などは答えることが可能で見当識は保たれている。実行機能障害とは、計画を立てて行動することが困難になることをいう。〔テキスト第10版 p.662-663〕　　**5**

31 30歳の女性。妊娠39週。自宅で陣痛が急激に強くなったため、夫が救急要請した。

　　救急隊到着時、女性は居間で仰臥位で、両大腿の間にすでに児が出ている。夫によると、たった今生まれたところだという。児は四肢を活発に動かし、強く泣いている。羊水吸引器で鼻内を吸引したところ、さらに強く泣く。体幹皮膚は淡紅色だが、四肢の先にのみチアノーゼを認める。心拍数は136/分である。

　　この時点の児のアプガースコアは何点か。1つ選べ。

　1．10点
　2．9点
　3．8点
　4．7点
　5．6点

　出生直後の新生児について、アプガースコアによる評価が問われている。「心拍数」については100/分以上、「呼吸」は強く泣いており、「筋緊張」は四肢を活発に動かしており、「反射」は泣いており、いずれも2点。「皮膚色」は四肢の先にチアノーゼが残っており1点。合計9点となる。〔テキスト第10版 p.673-674〕　　**2**

32　20歳の男性。電柱に上って作業中にコンクリートの地面に下半身から墜落したため救急要請された。

　　救急隊到着時観察所見：意識 JCS 3 -R。呼吸数20/分。脈拍96/分、整。血圧108/86mmHg。体温36.2℃。頭部に外表上の損傷はなく、腰部から殿部の痛みを訴えている。右下肢が変形、短縮している。

　　生理学的評価の中で大量出血を予測できるのはどれか。1つ選べ。

　　1．意　　識
　　2．血　　圧
　　3．体　　温
　　4．脈　　拍
　　5．呼吸数

　大量出血を予測するバイタル項目が問われている。墜落外傷によって腰部～殿部の痛み，右下肢の変形，短縮を認めることから骨盤骨折，下肢の骨折を疑う状況である。JCS 3-R であり，意識障害，不穏を認める。（頭部に外表面上の損傷がなくても頭蓋内損傷による意識障害も念頭に置く必要はあるが）大量出血による脳循環不全に伴う症状を考える必要がある。血圧は，拡張期血圧が上昇し，収縮期血圧との差（脈圧）が22mmHgと減少している。これも出血を予測する指標の一つであり，迷った受験生もいたであろう。脈圧低下は意識障害よりも比較的少量の出血でも生じるため大量出血の予測としては1を考える。体温は正常範囲内である。脈拍上昇は出血に伴い生じている可能性も高いが，大量出血というほどには上昇していない。呼吸数はやや頻呼吸であるものの概ね正常範囲内である。〔テキスト第10版 p.705-706〕

1

33　35歳の男性。乗用車運転中、対向車と衝突したため、通行人が救急要請した。

　　救急隊到着時観察所見：意識 JCS 3。呼吸数28/分。脈拍120/分、整。血圧80/60mmHg。SpO₂値96％。外頸静脈は吸気時も怒張している。胸壁前面に打撲痕を認めるが呼吸音の左右差を認めず、皮下気腫を認めない。

　　この病態にみられる特徴的な所見はどれか。1つ選べ。

　　1．喘　　鳴
　　2．心音減弱
　　3．気管偏位
　　4．陥没呼吸
　　5．皮膚紅潮

　対向車と正面衝突し，胸壁前面に打撲痕が生じている。胸部損傷が疑われる。血圧が低下し外頸静脈は怒張している。呼吸音の左右差や皮下気腫を認めないことから，緊張性気胸よりも外傷性心タンポナーデを疑う状況である。ベックの三徴を考えれば「心音減弱」もみられるであろう。喘鳴，陥没呼吸は，上気道の閉塞・狭窄などで生じる。緊張性気胸では気管偏位を生じる場合がある。皮膚紅潮は，アナフィラキシー，一酸化炭素中毒，熱傷などで生じる。〔テキスト第10版 p.734，737〕

2

34　45歳の男性。路上で腹部に刃物が刺さった状態で発見され、通行人が救急要請した。

救急隊到着時観察所見：意識 JCS 3。呼吸数24/分。脈拍80/分、整。血圧120/60mmHg。SpO₂値98%。

この傷病者への対応について適切なのはどれか。1つ選べ。

1．補助換気を行う。
2．ファウラー位で搬送する。
3．刃物を抜き圧迫止血を行う。
4．ロードアンドゴーを宣言する。
5．ログロールでバックボードに移す。

バイタルサインは概ね安定しているが、腹部に刃物が刺さった状態である。一般に頭頸部から鼠径部までの穿通性損傷はロードアンドゴーの対象となる。呼吸数や酸素飽和度の状況からすると補助換気が必要な状況ではない。ファウラー位での搬送も必要ない。現場で刺さった刃物を抜くという選択は通常ない。刃物の先が動き損傷が広がる可能性があるため、刃物が刺さった状態でのログロールは望ましくない。〔テキスト第10版 p. 695, 713〕　**4**

35　35歳の男性。作業中、1本約500キログラムの木材が崩れ、木材と木材との間に下半身が挟まれた。同僚が直ぐに救出した後、救急要請した。

救急隊到着時観察所見：意識 JCS10。呼吸数28/分。脈拍104/分、整。血圧96/50mmHg。SpO₂値96%。胸腹部に圧痛はないが、腰部から殿部と股関節付近の強い疼痛を訴えている。骨盤部の写真（別冊 No. 9）を示す。

この傷病者への対応について最も適切なのはどれか。1つ選べ。

1．創部を冷却する。
2．膝屈曲位とする。
3．創内へガーゼを挿入する。
4．大転子部に骨盤固定具を装着する。
5．ログロールにより背面を観察する。

```
別　冊
No. 9
写　真
```

重量物によって下半身が挟まれて受傷し、腰部から殿部、股関節付近に強い疼痛を訴え、背部から腰部にかけて広範に擦過傷もしくは皮下出血をきたしている（別冊 No. 9）。骨盤やその周辺の損傷の可能性が高い。大腿転子部の高さでの骨盤固定具の使用のよい適応である。
ロードアンドゴーの適応でもあり、創部を冷却するよりも搬送を急ぐ。骨盤固定具での固定のためにも膝の屈曲は不要である。病院前において創内へガーゼを挿入することは通常ない。骨盤骨折が疑われる状況でのログロールは多くの場合不適切である。〔テキスト第10版 p.745〕
4

36　35歳の男性。高所で作業中に墜落して受傷した。一緒に作業していた同僚が救急要請した。

救急隊到着時観察所見：意識清明。呼吸数24/分。脈拍108/分、整。血圧125/75mmHg。体温36.9℃。SpO₂値99％。下腿の変形があり骨端が創外に露出している。患部が動揺すると強い痛みを訴える。

この傷病者に対して適切な処置はどれか。1つ選べ。

1．患部を温める。
2．患肢を固定する。
3．患部を圧迫する。
4．患肢を牽引する。
5．骨端を創内に戻す。

高所から墜落した傷病者の下腿に変形が生じ、骨端が創外に露出している。同部が動くたびに強い痛みを訴えている。動かないように固定することによって、痛みを軽減し、周囲のさらなる損傷を防ぐことが期待できる。

患部は温めるより冷却するほうがよいが、いずれにしろ優先度は高くない。活動性の出血があれば止血目的に患部を圧迫する場合もあるだろうがそのような情報はない。患肢の牽引によって骨端が創内に戻る場合がある。その場合、創部や骨髄感染の可能性が高まるために避ける。〔テキスト第10版p.753-754〕
2

37　48歳の男性。オートバイ走行中の転倒事故で受傷し、自ら救急要請した。

救急隊到着時観察所見：左腕を押さえて立位でいる。意識は清明、会話可能。呼吸数16/分。脈拍64/分。血圧124/64mmHg。SpO₂値98％。左手関節の創部を図（別冊 No. 10）に示す。

この傷病者の病院選定で必要な重点観察はどれか。1つ選べ。

1．開放骨折の有無
2．異物混入の有無
3．母指屈曲の可否
4．小指伸展の可否
5．母指の感覚障害の有無

```
別　冊
No. 10
図
```

意識、呼吸、循環のいずれにも問題なく立位が保てている。損傷は左上肢のみと考えてよいであろう。左手関節に変形を認め（別冊 No. 10）骨折を疑う状況である。手関節の近傍、橈側に挫創がある。開放骨折が否定できない。開放骨折か否かで対応できる医療機関は異なるため、その観察は重要である。

挫創部への異物混入の有無は、搬送先の選定にあまり関連しない。小指の伸展や母指の屈曲が障害されている場合、母指の感覚障害がある場合は、搬送先の選定に影響を与えるのでこれらの選択を考えた受験生もいるであろう。択一の設問でもあり、開放骨折か否かに比べればその重要度は低いと考えるのであろう。〔テキスト第10版p.753-754〕
1

38　76歳の女性。ビルの火災で受傷し家族が救急要請した。

救急隊到着時観察所見：意識 JCS 1。呼吸数24/分。脈拍120/分、整。血圧86/66mmHg。体温37.9℃。SpO$_2$値94％。着衣は燃えており熱傷面積は顔面を含む約30％で喘鳴を認める。

この傷病者の対応として適切なのはどれか。1つ選べ。

1．水疱を除去する。
2．車内温度を下げる。
3．熱傷創部を冷却する。
4．輸液の指示要請を行う。
5．酸素投与は不要である。

[解答・解説]
　30％の熱傷の傷病者。頻脈と血圧の低下がある。熱傷部への体液の漏出，全身の血管の透過性の亢進に伴う浮腫などによる循環血液減少性ショックを疑う状況である。輸液の指示要請が必要であろう。水疱を除去する必要はない。車内温度の調整や熱傷創部の冷却は，行うにしても優先度は低い。酸素飽和度測定器は94％を示しているものの，一酸化炭素中毒の可能性もありその数値はあてにならない。顔面熱傷があり喘鳴を認め，気道熱傷を疑う状況である。酸素投与は必要であろう。〔テキスト第10版 p.764-765〕**4**

39　22歳の女性。閉め切った車の運転席でぐったりしているのを友人が発見して救急要請した。

救急隊到着時観察所見：意識 JCS300。呼吸数6/分。脈拍44/分。血圧92/54mmHg。SpO$_2$値100％。助手席の足元にあったものの写真（別冊 No. 11）を示す。

この傷病者の呼吸管理に最も適した資器材はどれか。1つ選べ。

1．フェイスマスク
2．気管内チューブ
3．声門上気道デバイス
4．リザーバ付きフェイスマスク
5．リザーバ付きバッグ・バルブ・マスク

```
別　冊
No. 11
写　真
```

　別冊 No.11では，助手席足元に練炭ストーブが置いてある。締め切った車内であることを考えると一酸化炭素中毒による自傷を疑う状況である。高濃度酸素投与が必要である。自発呼吸がしっかりしていればリザーバ付きフェイスマスクでも対応可能であるが，JCS300，呼吸数6/分であることを考えれば，バッグ・バルブ・マスクによる補助換気も加える必要がある。
　フェイスマスクでは高濃度の酸素を維持できない。心肺停止状態ではなく，気管内チューブ，声門上気道デバイスは適応とならない。なおSpO$_2$　100％であるが一酸化炭素中毒ではSpO$_2$値はあてにならないことに留意が必要である。〔テキスト第10版 p.800-801〕（改訂6版 救急蘇生法の指針2020　医療従事者用）**5**

40　72歳の男性。冬の朝、暖房の無い居室内で下着一枚の姿で倒れているところを、家族が発見し救急要請した。

　救急隊到着時観察所見：意識 JCS30-R。呼吸数12/分。脈拍36/分、整。血圧65/45mmHg。SpO$_2$値測定不能。皮膚は非常に冷たく、腋窩体温は測定不能である。心電図モニター波形（別冊 No. **12**）を示す。

　この傷病者へまず行う処置として最も適切なのはどれか。1つ選べ。

1．半坐位
2．毛布による保温
3．静脈路確保と輸液
4．用手気道確保による補助換気
5．経口エアウエイ挿入による気道確保

```
別　冊

No. 12

心電図モニター波形
```

[解答・解説]
　冬季に暖房のないなかで薄着の状態で倒れている。皮膚は非常に冷たい。体温は測定不能であるが、心電図（別冊 No. 12）でJ波（オズボーン波）を確認できることから32℃以下の低体温が想定される。体温管理が重要であり、これ以上の体温低下を避けるためにまず毛布による保温を行う。
　低体温症の傷病者は刺激により致死性不整脈を生じやすく、体位変換は慎重に行う必要がある。あえて坐位にする状況ではない。徐脈、低血圧を認めるが、低体温による循環抑制が原因であり、輸液によりすぐに改善するものではなく静脈路確保と輸液の優先度は保温に比べると低い。呼吸数は保たれており補助換気は不要である。不要な刺激を避ける必要があり、上気道閉塞がなければ用手気道確保や経口エアウエイによる気道確保の優先順位は低い。〔テキスト第10版 p.823〕　　**2**

午　　前

別　　　　冊

No. 1 図 （A 問題6）

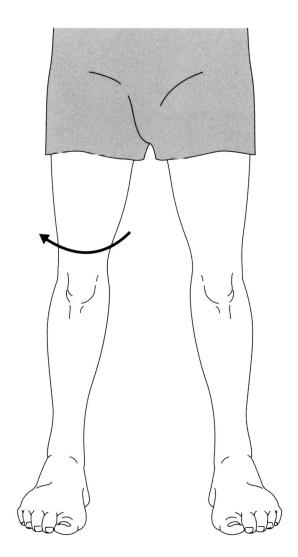

No. **2**　図　　　（**A**　問題10）

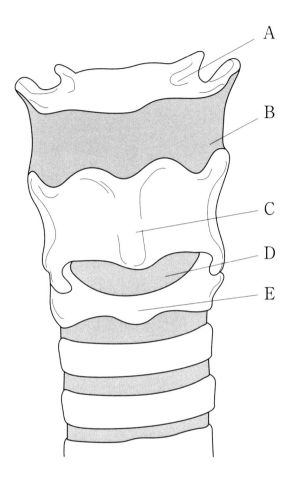

No. **3**　図　　　　（**A**　問題29）

A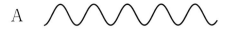

B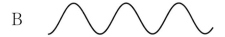

C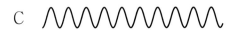

D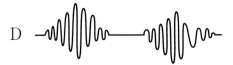

E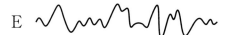

No. **4** Ⅱ誘導モニター心電図 （**A** 問題36）

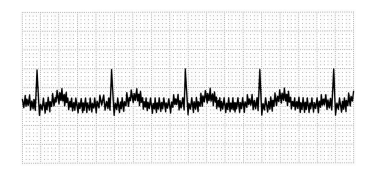

No. 5　図　　　（A　問題69）

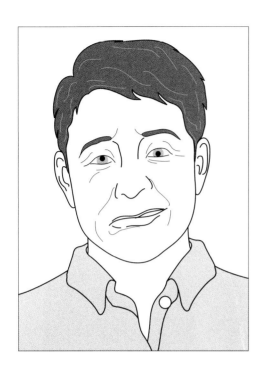
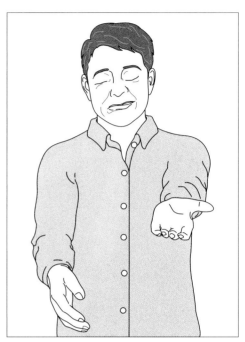

No. 6 図　　　　(A 問題93)

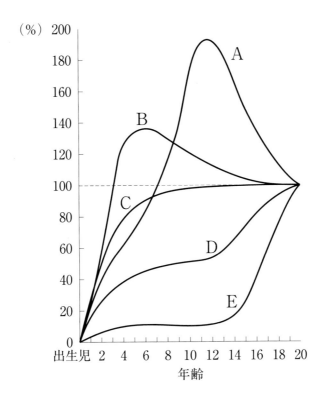

(20歳の発育を100として各年齢の値を100分比で示す)

No. **7** 写真 （**A** 問題95）

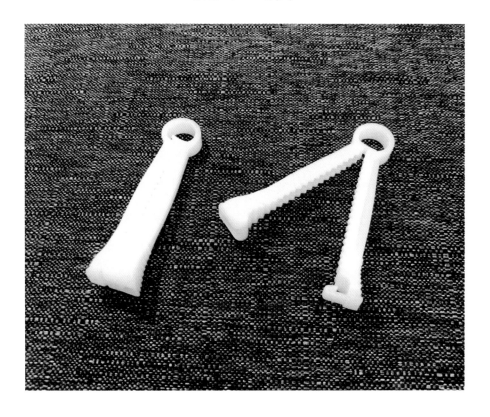

No. **8**　心電図波形　　　（**A**　問題96）

A
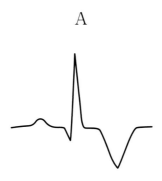

B
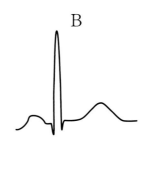

C
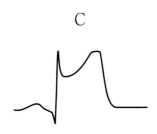

D
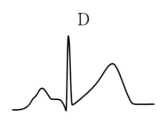

E
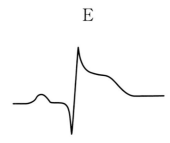

No. **9**　図　　　　（**A**　問題113）

前面　　　　　　　　　　　　　後面

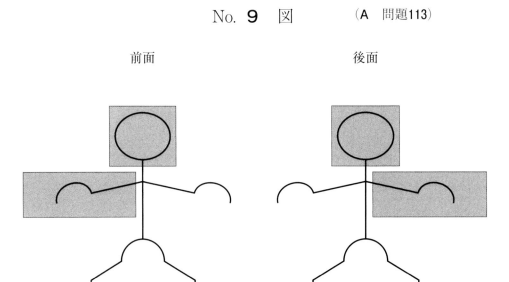

46

午　　後

別　　　冊

No. 1 心電図モニター波形 （C 問題7）

No. 2　心電図モニター波形　　（D　問題7）

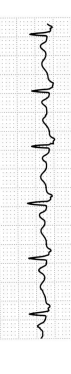

No. **3** 図　　　（D　問題12）

A

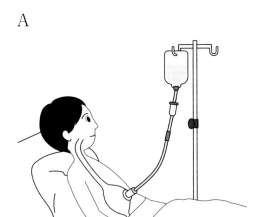

B

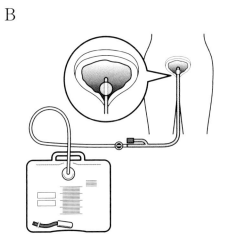

C

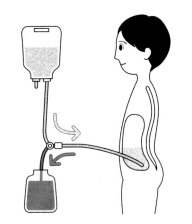

D

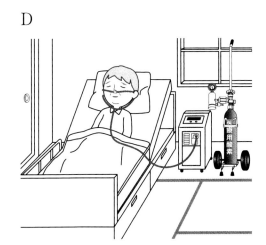

E

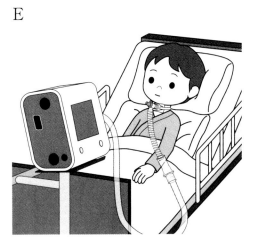

No. 4　心電図モニター波形　　（D　問題16）

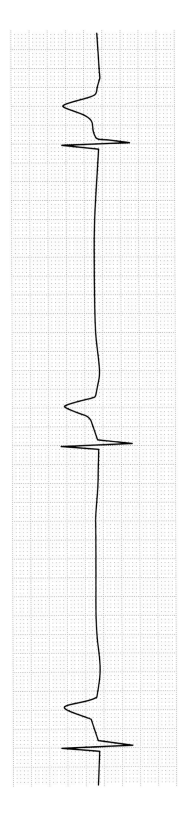

No. **5** 心電図モニター波形 （D 問題17）

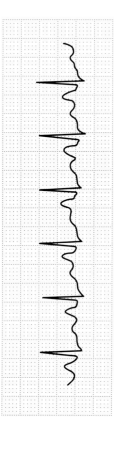

No. **6**　心電図モニター波形　　　（D　問題22）

A

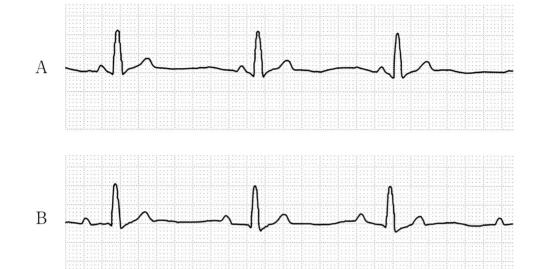

B

C

D

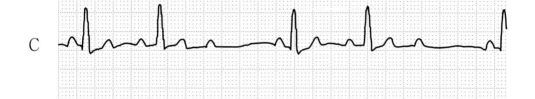
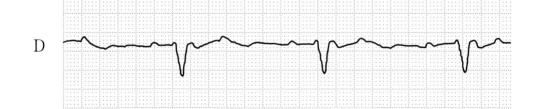
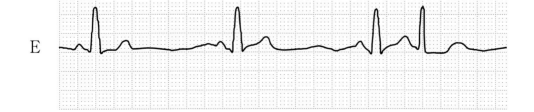

E

No. 7　心電図モニター波形　　　（D　問題23）

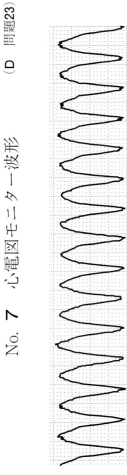

No. 8 心電図モニター波形 （D 問題28）

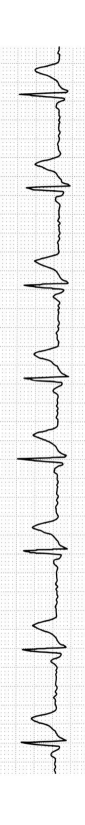

No. **9** 写真　　　（D　問題35）

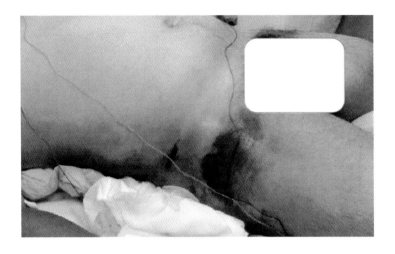

No. **10**　図　　　　（D　問題**37**）

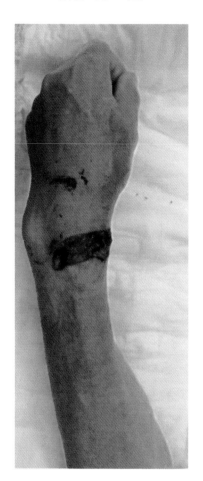

No. 11 写真 （D 問題39）

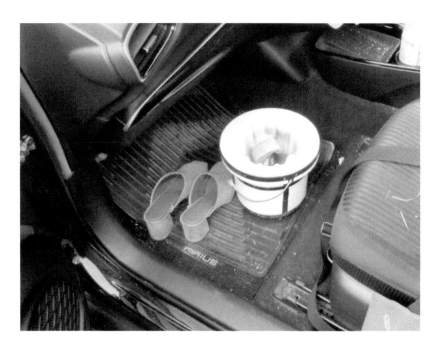

No. 12　心電図モニター波形　　　　　（D　問題40）

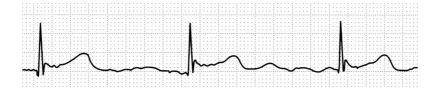

第46回　救急救命士国家試験問題　解答・解説集

定価(本体価格1,800円＋税)

2023年5月29日　　　第1版第1刷発行

監　修　　山本　保博
発行者　　長谷川　潤
発行所　　株式会社　へるす出版
　　　　　〒164-0001　東京都中野区中野2-2-3
　　　　　☎ (03)3384-8035〈販売〉
　　　　　　 (03)3384-8155〈編集〉
　　　　　振替 00180-7-175971
　　　　　http://www.herusu-shuppan.co.jp
印刷所　　広研印刷株式会社